ALBERT LHOSTE
DIRECTEUR DES ABATTOIRS
INSPECTEUR DES HALLES ET MARCHÉS
MEMBRE DE LA SOCIÉTÉ DE PATHOLOGIE COMPARÉE

L'Inspection Vétérinaire Sanitaire des Denrées Alimentaires AU MANS

Carpent tua poma nepotes.
(VIRGILE. Eglogue IX.)

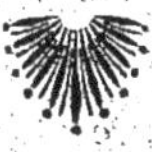

LE MANS
ASSOCIATION OUVRIÈRE DE L'IMPRIMERIE DROUIN
5, rue du Porc-Epic, 5
1914

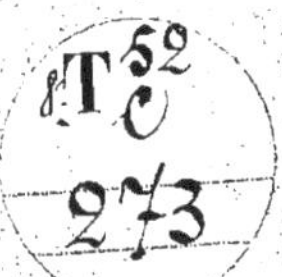

DU MÊME AUTEUR

Médecine et Peine de Mort.
Journal de la Santé, 16 septembre 1906.

Hygiène de l'Enfance.
Journal de la Santé, 9 décembre 1906.

Le Tétanos.
L'Hygiène au Foyer, octobre 1908.

Abcès du Foie.
Revue Vétérinaire de Toulouse, juin 1911.

Nouvelle démonstration de la loi de Delbœuf (en collaboration avec le Capitaine HUGUET, du 14e bataillon de Chasseurs alpins).
Revue Vétérinaire de Toulouse, octobre 1911.

Le Lait tuberculeux.
Journal de la Santé, mars 1913.

Les Viandes tuberculeuses. Leur utilisation.
Hygiène de la Viande et du Lait, 10 juillet 1913.

Les Boyaux de Bœuf, de Mouton et de Cheval.
Hygiène de la Viande et du Lait, 10 décembre 1913.

Anomalie : Présence d'un cloaque chez une truie (en collaboration avec le Vétérinaire Aide-Major de 1re classe DAVID, du 26e régiment d'Artillerie).
Revue Vétérinaire de Toulouse, février 1914.

POUR PARAITRE PROCHAINEMENT :

L'Inspection généralisée des viandes.
Revue générale de Médecine Vétérinaire.

ALBERT LHOSTE

DIRECTEUR DES ABATTOIRS
INSPECTEUR DES HALLES ET MARCHÉS
MEMBRE DE LA SOCIÉTÉ DE PATHOLOGIE COMPARÉE

L'Inspection Vétérinaire Sanitaire des Denrées Alimentaires AU MANS

Carpent tua poma nepotes.
(VIRGILE. Eglogue IX.)

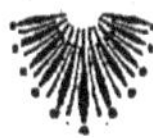

LE MANS
ASSOCIATION OUVRIÈRE DE L'IMPRIMERIE DROUIN
5, rue du Porc-Epic, 5

1914

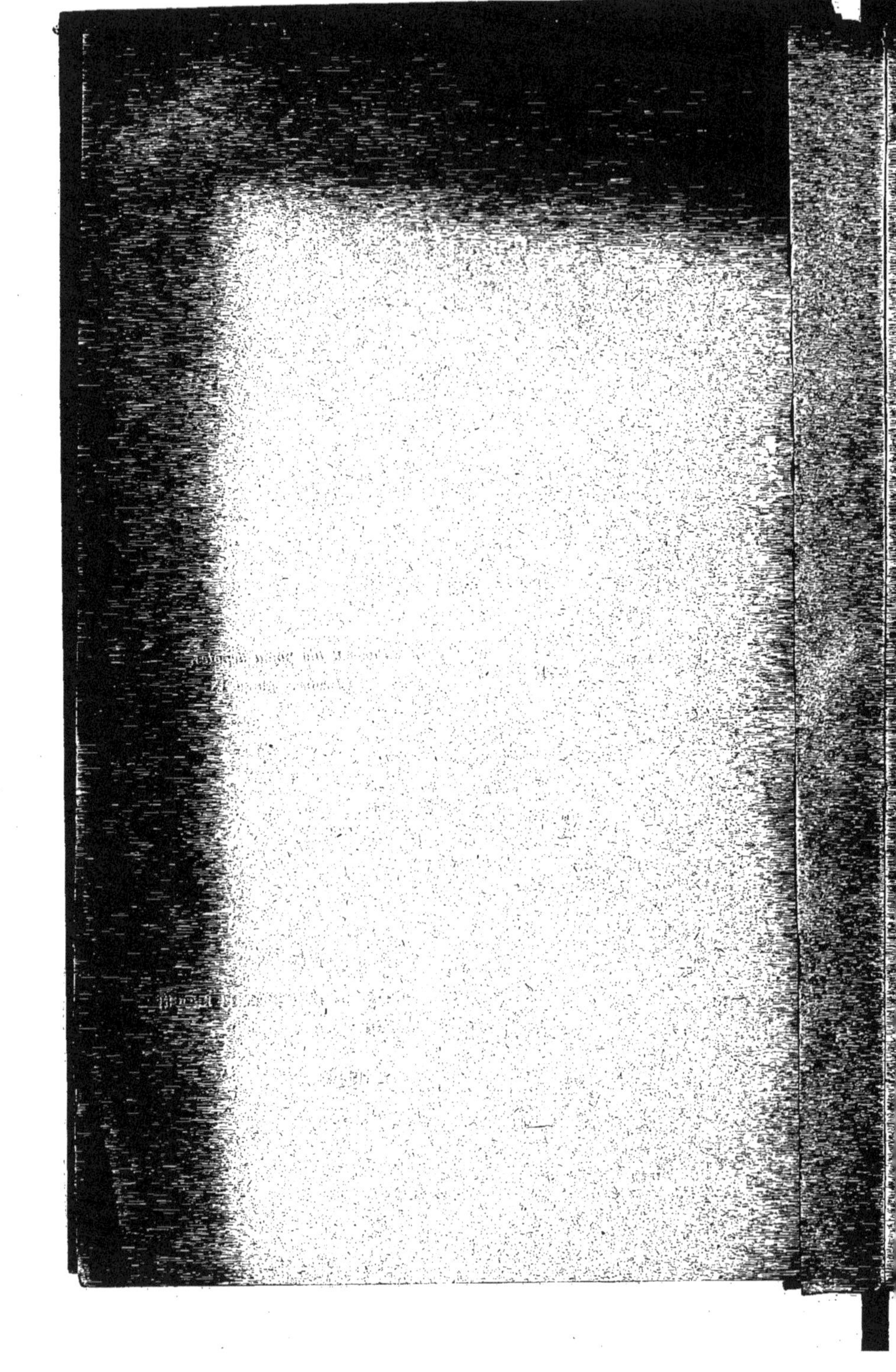

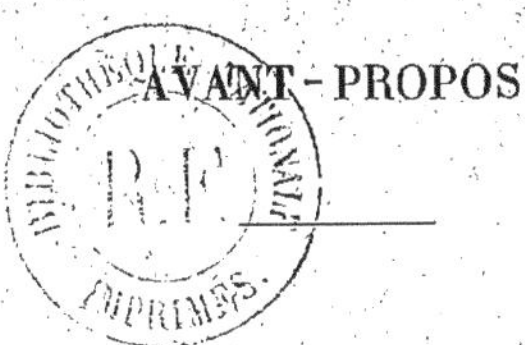

AVANT-PROPOS

La civilisation moderne a contribué au développement de l'alimentation carnée ; elle ne l'a pas inventée. Notre ancêtre, l'homme des cavernes, l'homme préhistorique demandait, en effet, à la pêche et à la chasse ses moyens d'existence. Mais le progrès, comme honteux de ce semblant d'infériorité, voulut que la viande fût préparée d'une façon hygiénique : il créa les abattoirs modernes. Ceux-ci, gloire du siècle écoulé, suppriment totalement ou presque la contamination de l'air, du sol et de l'eau. Grâce à une inspection minutieuse des denrées qui s'y préparent, les populations sont à l'abri des intoxications alimentaires et sont soustraites aux multiples dangers ayant leur source dans les maladies contagieuses transmissibles des animaux à l'homme.

Avant le XIXe siècle, les abattoirs étaient inconnus, même de nom. Le mot remonte donc à 100 ans à peine. Dans la Rome antique, on trouve des *laniena*, tueries qu'il ne faut pas confondre avec le Macellum-Magnum qui est le lieu de vente, la grande boucherie, et qui, dans les premières années du règne de Néron, était un édifice comparable en magnificence aux bains, aux cirques, aux aqueducs et aux amphithéâtres. Pendant le moyen âge, on voit des escorcheries, tueries communes et répugnantes. Sous la royauté, certaines ordonnances réglementent de ci de là cet état de choses, très incomplètement d'ailleurs et peut-être même à dessein : les bouchers formant une corporation et non des moins puissantes. Il faut attendre la chute de l'ancien régime et l'abolition des privilèges pour voir l'aurore d'une ère nouvelle.

Notre intention n'est pas de faire un historique de tous les abattoirs. Notre travail se bornera à soulever légèrement le voile du passé local et à jeter un œil indiscret sur un coin d'histoire mancelle : la construction de l'abattoir actuel et son fonctionnement.

CHAPITRE I

HISTORIQUE DE L'ABATTOIR

Vers la fin du XVIIIe siècle, dans son ouvrage « Tableau de Paris », Mercier (1) décrit, dans une page admirable, les coutumes des bouchers de son temps :

« Les boucheries, dit-il, ne sont pas hors de la ville, ni dans les extrémités ; elles sont au milieu. Le sang ruisselle dans les rues, il se caille sous vos pieds, et vos souliers en sont rougis. En passant, vous êtes tout à coup frappés de mugissements plaintifs. Un jeune bœuf est terrassé, et la tête armée est liée avec des cordes contre la terre ; une lourde massue lui brise le crâne, un large couteau lui fait au gosier une plaie profonde ; son sang qui fume coule à gros bouillons avec sa vie.

« Mais ses douloureux gémissements, ses muscles qui tremblent et s'agitent par de terribles convulsions, ses débattements, ses abois, les derniers efforts qu'il fait pour s'arracher à une mort inévitable, tout annonce la violence de ses angoisses et les souffrances de son agonie. Voyez son cœur à nu qui palpite affreusement, ses yeux qui deviennent obscurs et languissants. Oh ! qui peut les contempler, qui peut ouïr les soupirs amers de cette créature immolée à l'homme !

« Des bras ensanglantés se plongent dans ses entrailles fumantes, un soufflet gonfle l'animal expiré et lui donne une forme

(1) Mercier (Seb.). *Tableau de Paris,* nouvelle édition. Amsterdam, 1782. t. I, pp. 123 et suiv.

hideuse ; ses membres partagés sous le couperet vont être partagés en morceaux, et l'animal est tout à la fois enseigne et marchandise.

« Quelquefois, le bœuf étourdi du coup et non terrassé, brise ses liens et, furieux, s'échappe de l'antre du trépas ; il fuit les bourreaux et frappe tous ceux qu'il rencontre, comme les ministres et les complices de sa mort ; il répand la terreur et l'on fuit devant l'animal qui, la veille, était venu à la boucherie d'un pas docile et lent. Des femmes, des enfants qui se trouvent sur son passage sont blessés ; et les bourreaux qui courent après la victime échappée sont aussi dangereux dans leur course brutale que l'animal que guident la douleur et la rage.

« Ces bouchers sont des hommes dont la figure porte une empreinte féroce et sanguinaire, les bras nus, le col gonflé, l'œil rouge, les jambes sales, le tablier ensanglanté ; un bâton noueux et massif arme leurs mains pesantes et toujours prêtes à des rixes dont elles sont avides. On les punit plus sévèrement que dans d'autres professions, pour réprimer leur férocité ; et l'expérience prouve qu'on a raison. »

Cette description peut malheureusement s'appliquer à d'autres villes qu'à Paris.

Toutes offrent ce triste spectacle. Le Mans ne fait pas exception. Son état est tel que des plaintes à cet égard sont adressées au préfet. Elles peignent la situation dans des termes plus lamentables encore. Ces doléances font une telle impression sur le chef du département que le 12 nivôse an XII, celui-ci les envoie au maire avec prière de proposer au Conseil municipal l'établissement d'une tuerie.

Pour faciliter la solution de la question, le préfet d'alors, M. Auvray, fait lui-même dresser les plans de cet abattoir par l'architecte de la Préfecture. Faut-il voir dans cet acte l'origine de l'animosité de l'Administration municipale contre l'Administration préfectorale ? D'après le préfet, cet établissement devait être érigé sur le terrain de la Visitation, propriété du département depuis 1791, date de la suppression des couvents.

Convoqué, le Conseil municipal ne partage pas les idées de

M. Auvray. Il trouve que cet établissement ne présente aucun avantage et est absolument inutile. Le maire cependant insiste. Les conseillers municipaux, en signe de protestation, quittent alors la salle des délibérations. Voyant cette opposition imprévue, le préfet prend, le 5 pluviôse an XII, un arrêté portant « la construction d'une tuerie, hors l'enceinte de la ville, aux frais de la commune, frais devant être pris sur le produit de l'Octroi municipal ».

Cinq jours plus tard, il adresse son arrêté au Ministre de l'Intérieur et au Conseiller d'Etat chargé des recettes et dépenses municipales, avec une lettre commentatrice dont nous extrayons les passages suivants : « Nous avons un terrain convenable qui ne coûtera rien à la commune et des fonds suffisants provenant de l'Octroi municipal. Le terrain qu'on y destine fait partie de l'enclos du ci-devant couvent de la Visitation, accordé au département par une loi. On n'aura donc qu'à pourvoir aux frais de construction qui ne seront pas considérables, ainsi que vous en jugerez par les plans et devis que j'ai l'honneur de vous adresser. Vous devez croire que cette construction sera à une distance suffisante des tribunaux et des prisons. »

Persévérant dans son idée, sa confiance en l'énergie du maire étant à bon droit limitée, le 13 germinal an XII, le préfet préside en personne la séance du Conseil municipal où il fait mettre aux voix la proposition suivante, votée à l'unanimité : l'établissement d'une tuerie publique en cette cité, est-elle utile ?

Cet acte illégal vaut à M. Auvray, le 19 vendémiaire an XIII, une lettre ministérielle ainsi conçue : « J'ai reçu, Monsieur, les observations que vous m'avez présentées sur la majorité des membres composant le Conseil Municipal du Mans. Le gouvernement a prévu le cas où les maires, malgré leurs soins, ne pourraient parvenir à réunir les deux tiers des membres de ce Conseil pour délibérer sur quelque objet de leur compétence et il a autorisé les maires, assistés de leurs adjoints, à dresser procès-verbal de cette absence et à procéder aux opérations prescrites par les lois ou règlements. Cette marche est tracée dans l'instruction du Conseiller d'Etat Français sur l'arrêté des Consuls du

4 thermidor an X, relatif à la comptabilité des communes, instruction que mon prédécesseur, a approuvée le 5 du même mois. C'est aussi la marche que je vous invite à suivre désormais. Cette méthode est plus régulière que celle que vous avez suivie en assistant vous-même au Conseil Municipal, ce qui, dans aucun cas, ne peut appartenir à vos fonctions. Quant à la construction de la tuerie, je ne m'opposerai point à l'exécution de ce projet puisqu'il est prouvé que les revenus de la ville du Mans, excèdent annuellement ses dépenses et que les fonds peuvent être pris sur ceux de l'octroi, sans nuire à aucun des services publics; mais je désire, comme je vous l'écrivais le 22 prairial, que le Conseil Municipal qui a reconnu l'utilité de cet établissement, indique lui-même les fonds de l'octroi comme le moyen le plus convenable d'en acquitter la dépense. Vous pourriez ensuite faire commencer l'ouvrage lorsque le budget de l'an XIII de cette ville aura été approuvé. »

Ainsi donc, grâce à l'énergie et à la ténacité du préfet et à l'autorisation du ministre, la ville, malgré ses représentants, va être dotée d'un abattoir. Mais la préfecture doit tout faire : plans, devis, cahier des charges, adjudication, surveillance des travaux, etc. La mairie se désintéresse de tout, même du règlement pour son fonctionnement.

Le 16 juin 1810, l'abattoir est terminé. Il n'a coûté que 21.716 fr. 35, mais en revanche il n'est composé que d'un seul bâtiment. Au projet primitif, n'avaient pas été prévu de bouverie, de logement pour le gardien, de bassin, de fosses de dépôt, de canaux d'écoulement, etc. Dans ces conditions on peut penser ce que devait être cet établissement. Ainsi compris, l'abattoir n'était qu'un leurre. Ce fut l'avis d'ailleurs de l'architecte municipal qui déclara que « cet établissement annoncé par le Préfet au Ministre comme placé par mesure de salubrité loin de l'enceinte des maisons, serait bientôt un foyer d'infection pour les prisons et l'Hôtel-Dieu entre lesquels il est placé et que ce que l'on a de mieux à faire, c'est de donner une autre destination au bâtiment déjà construit et d'employer les fonds destinés à l'agrandissement à reporter l'abattoir au bord de la rivière. »

Ce rapport est tout à fait du goût de la municipalité, aussi le maire se garde-t-il bien d'oublier de l'envoyer au Préfet.

Il ajoute même au bas de ce réquisitoire : « Observations très judicieuses. » La réponse ne se fait guère attendre ; le même jour 23 décembre 1811, il est retourné avec en marge, de la propre main de M. Auvray : « ce ne sont pas des phrases que j'avais demandées ; c'était de procéder à une adjudication des améliorations à effectuer ; aussi, que sans aucun délai, on s'en occupe. » Et on s'en occupa. L'adjudication des nouveaux travaux, établis toujours d'après les plans préfectoraux, eut lieu le 23 mai 1812, pour la somme de 7,980 francs. Hélas ! l'abattoir était né sous une mauvaise étoile. L'entrepreneur s'aperçut que sur un terrain de 20 mètres on voulait lui faire édifier un bâtiment en mesurant 27. Des lettres aigres-douces furent, à ce sujet, échangées entre la Préfecture et l'Hôtel de Ville. Les relations même furent très tendues. L'Auditeur au Conseil d'Etat servit désormais d'intermédiaire entre le Maire et le Préfet. Tant bien que mal les travaux s'exécutèrent et furent terminés en 1813. L'abattoir ouvrit ses portes au début de 1814, mais les ferma en août 1815, étant, dit un document, « un foyer d'infection, devenu on ne peut plus dangereux pour les prisons et surtout pour l'Hôtel-Dieu sous lequel passaient les égouts pestilentiels ». Son existence fut donc aussi courte que sa conception ; il succomba à l'âge de 18 mois.

Cet essai malheureux n'était pas de nature à tourner les esprits vers une nouvelle tentative. Cependant, avec le temps vint l'oubli et avec lui l'aggravation des intolérables habitudes des bouchers malgré certains arrêtés réglementant l'abatage et l'habillage des animaux et en particulier celui que nous reproduisons ci-dessous :

Registre des arrêtés de la Mairie du Mans
Séance du 18 Mai 1819

Vu la loi du 16-24 août 1790, rangeant dans les attributions des corps municipaux l'inspection sur la salubrité des comestibles exposés en vente.

Vu les ordonnances royales du 27 septembre 1816 et du 14 avril 1819 sur le commerce de la boucherie en la ville du Mans.

ARRÊTE :

Art. VI. — Les bouchers devront toujours, soit qu'ils débitent leur viande dans les boucheries publiques ou dans les boutiques particulières, exposer ces viandes sur des linges blancs et tenir constamment propres leurs boutiques ou étaux.

Art. VIII. — Jusqu'à ce que l'abattoir public ait été établi et mis à la disposition des bouchers, chacun d'eux abattra ses animaux dans le local particulier qu'il destine à cet usage et dont il devra faire la déclaration à la Mairie, sans pouvoir jamais et sous aucun prétexte abattre ces animaux dans les rues, places publiques, etc., ni les exposer extérieurement aux portes ou au devant de leurs boutiques ou étaux pour les habiller ou les dépecer.

Il ne pourra à l'avenir être établi aucun nouvel abattoir sans autorisation de la Mairie

La nécessité de la construction d'un abattoir se faisait d'autant plus sentir que les mesures de police précédentes étaient sans effet. Aussi, le 11 mai 1822, le Conseil municipal vota-t-il l'acquisition d'une maison et d'un jardin sis rue de l'Hopiteau, pour construire une tuerie publique. Ce louable effort n'eut pas de lendemain.

Le terrain acheté, la question dort jusqu'en 1834. A cette époque, on reparle de l'affaire et on décide d'adjoindre au terrain acquis, mais encore vierge de toute bâtisse, une maison voisine tombant en ruine et située rue du Pont-y-Soire.

Cette ardeur nouvelle s'arrête après cette manifestation. On attend encore deux ans avant d'établir un projet d'édification. Hélas ! les tribulations ne sont pas terminées !

La Commission chargée d'examiner les plans et devis, tout en reconnaissant au point de vue de l'hygiène l'utilité de l'établissement, donne un avis défavorable : Elle invoque la situation financière de la ville, la dépense exagérée (200,000 fr.) et les doutes sur la possibilité de contraindre les bouchers à abattre les

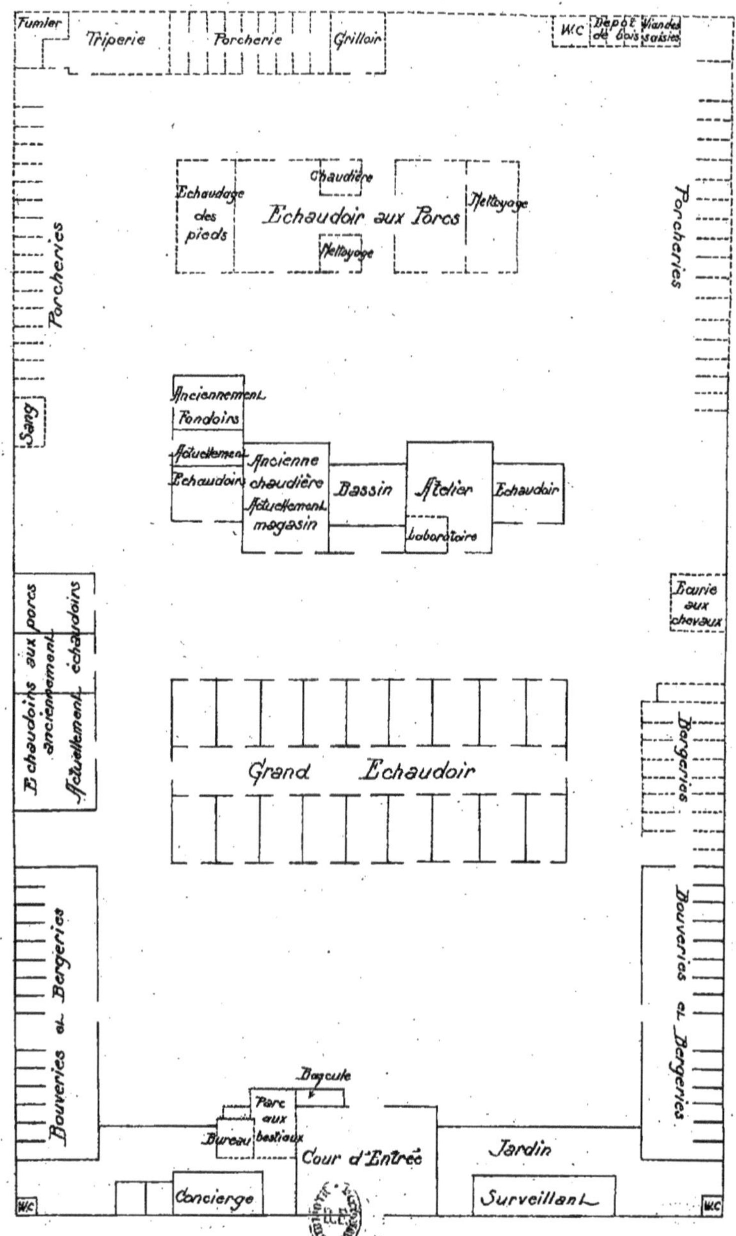

Plan de l'Abattoir du Mans.

Légende { En traits pleins. Abattoir en 1848 lors de l'ouverture
En traits pointillés. Abattoir en 1913 avec les dernières modifications datant de 1903.

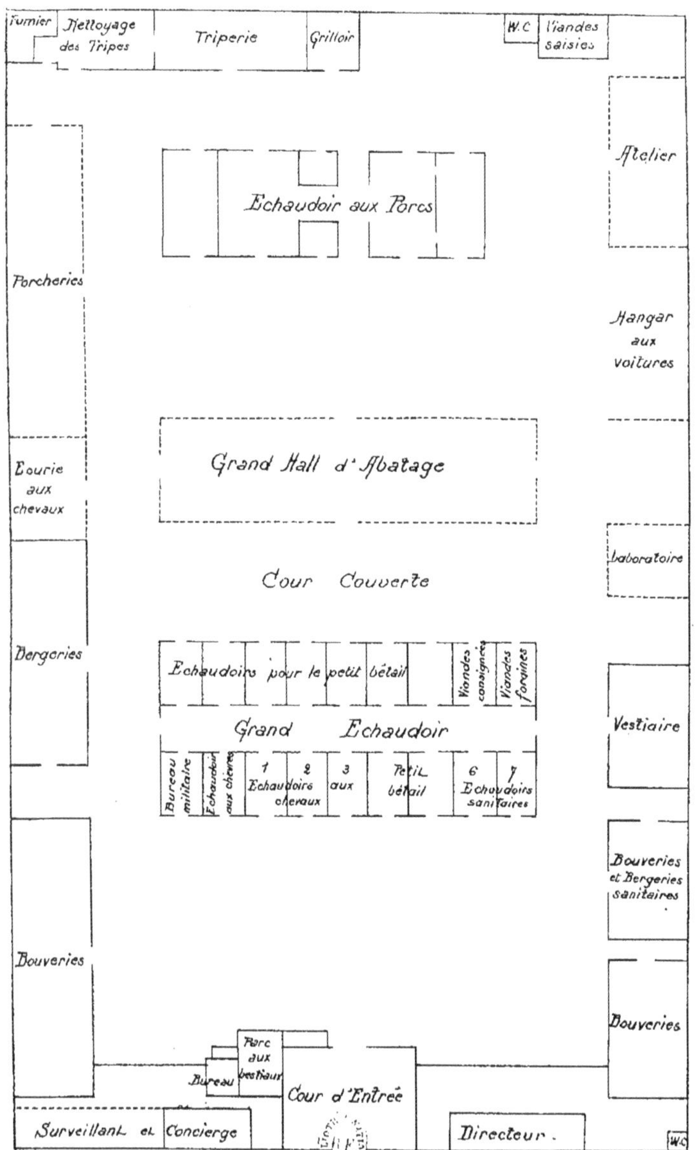

Proposition des Modifications à effectuer à l'Abattoir du Mans.

Légende { En traits pleins. Ce qui existe.
En traits pointillés. Les modifications.

animaux en ce lieu, malgré les exemples de Nantes, Alençon, Tours et Caen.

L'idée, toutefois, survit à toutes ces attaques, et, quelques années plus tard, une voix s'élève au Conseil municipal pour demander « de faire disparaître du sein de cette ville, ces tueries infectes, pour la plupart concentrées dans les quartiers les moins salubres. Un abattoir public, dit-elle, permettrait seul de procurer à l'Administration les moyens de surveiller efficacement l'état de santé des bestiaux que l'on abat et de réprimer la cupidité des bouchers qui seraient tentés de vendre de la viande d'animaux morts de maladie. » Ces bonnes paroles valurent l'élaboration, en 1841, d'un nouveau projet sur un nouvel emplacement, situé au Gué de Maulny, pas très loin de l'Huisne. La bataille n'était pas encore gagnée. La proposition d'un nouveau terrain situé tout à côté, entre le champ de Murine et les moulins de Bouches-l'Huisne arrête l'affaire pendant quelques mois. L'enquête fut défavorable à cette modification, et le terrain primitivement désigné, qui est d'ailleurs l'emplacement actuel, fut finalement choisi.

Le rapporteur de la Commission lit le 10 mai 1842 un très consciencieux rapport. Il montre tous les avantages du choix de l'emplacement, éloigné des habitations, situé près d'un cours d'eau et en aval de la ville Ce même jour, l'architecte fait la description technique de son plan.

L'abattoir occupe un carré de 80 mètres de côté, auquel une avenue plantée d'arbres donne accès. Des deux côtés de la grille d'entrée, s'élèvent deux pavillons, très modestes logements du directeur et du concierge. Le bâtiment principal, dit grand échaudoir, est placé transversalement au fond d'une vaste cour d'entrée. Il se compose de 18 échaudoirs, placés des deux côtés d'un vaste couloir couvert. Chaque échaudoir mesure 6 mètres sur 4, possède deux portes d'entrée et dispose de deux treuils (un grand et un petit), de crochets et d'un robinet d'eau. Des deux côtés de la cour d'entrée se dressent des bouveries et des bergeries avec des greniers à fourrage à l'étage supérieur. Prolongeant ces deux derniers bâtiments, on trouve deux échaudoirs à porcs avec chaudières pour l'échaudage. Au fond de l'établissement, et dans une étendue correspondante du grand échaudoir sont disposés dans un seul groupe, les fondoirs, les triperies et un réservoir alimenté par un canal venant de l'Huisne. Un mur d'enceinte ferme de toute part l'établissement. Le tout coûte 165.449 fr. 04. Ce prix est adopté à l'unanimité et les travaux commencent.

L'établissement, tel que nous venons de le décrire, existe encore ; c'est l'abattoir actuel. Pour l'époque, c'était peut-être un chef-d'œuvre ; actuellement il est un peu vieillot.

De 1848, date de son ouverture à nos jours, son histoire est aussi calme qu'avait été orageuse sa naissance et celle de son prédécesseur. Pas de faits saillants. On prolonge quelques bouveries, on achète un terrain voisin en vue d'un agrandissement — car il prospère — et enfin, en 1903, on le dote d'un troisième bâtiment parallèle aux deux autres et destiné à la préparation des porcs.

Le plan ci-joint montre l'abattoir tel qu'il était en 1848 et tel qu'il est actuellement.

CHAPITRE II

AMÉLIORATIONS

Construit à une époque où la population n'était que de 25,000 habitants environ et où l'on n'abattait que 14,000 animaux, l'abattoir, malgré les parcimonieuses modifications effectuées, répond-il actuellement aux besoins d'une population qui a triplé et d'un abatage qui a plus que doublé? Nous ne le pensons pas. Aussi, pour mieux extérioriser notre affirmation, avons-nous représenté graphiquement la marche ascendante de la population et des animaux abattus, sans négliger celle des recettes.

L'une des courbes ci-jointes nous montre la progression constante de la population. En 50 ans, le nombre d'habitants passe du simple au double. En effet, alors qu'en 1850 on inscrit 26.755 âmes, on en constate 56.702 en 1901. En dix ans, de 1901 à 1910, nouvelle augmentation d'un dixième. Enfin, en deux ans, 1910-1912, on inscrit 2.000 habitants de plus par an, et cette marche ne semble pas sur le point de s'arrêter.

Concurremment, le nombre d'animaux abattus s'est accru, mais non dans les mêmes proportions. De 13.694 en 1848, il passe à 34.484 en 1913. Les points les plus élevés de la courbe se trouvent en 1870, 40.801, et en 1888, 41.241. Dans les treize dernières années, l'abatage oscille entre 38.638 et 33.405, points les plus hauts et les plus bas. Chose à remarquer dans ces trois dernières années, si le nombre d'habitants augmente, celui des animaux abattus reste à peu près stationnaire.

Ces variations auront donc pour conséquence, comme nous le verrons plus loin, une diminution de la consommation de la viande par tête et par an. Mais, pour être complet, mentionnons que le poids moyen des animaux vivants augmente et par suite le rendement en viande nette. Il en est de même de la qualité.

Nous n'ignorons pas cependant que des critiques — d'une compétence rare — ont trouvé tout à coup que depuis quelques mois les habitants du Mans consommaient une viande que nous ne pouvons décemment pas qualifier. Nous ne perdrons pas notre temps à discuter avec eux. Nous, nous leur apporterons des preuves; eux, ne pourront nous renvoyer des arguments, même boiteux. Ils ont cru la renommée; mais ils ont oublié que cette divinité, enfantée par la Terre pour faire connaître les crimes des dieux, était avant tout calomniatrice. Aussi, passons et offrons-leur les chiffres suivants à méditer :

	Bœufs et Taureaux	Poids total	Poids moyen de l'animal	Vaches	Poids total	Poids moyen de l'animal
1912 ..	1.856	948.995	511	4.288	1.374.114	320
1913...	2.268	1.258.175	555	3.762	1.524.875	405

Si leur cerveau obtus ne voit pas que des animaux de même race et par suite de même taille et de même conformation, ayant, à une année de distance, une moyenne de poids respectivement supérieure de 44 kilogrammes pour les taureaux et les bœufs et de 85 kilogrammes pour les vaches sont d'une qualité supérieure, nous n'insisterons pas et nous laisserons à d'autres le soin de juger.

Revenant à notre sujet, nous disons que les recettes sont proportionnelles aux abatages. Mais pour expliquer l'intersection, en 1872, des deux courbes représentatives de ces données il faut se rapporter aux tarifs des droits à percevoir avant et après cette date.

DÉSIGNATION DES OBJETS IMPOSÉS	TAXE AVANT 1872 PAR TÊTE	TAXE DEPUIS 1872 PAR TÊTE
Bœufs et Taureaux............	3 f. 20	4 f. 20
Vaches..........	2 20	4 20
Veaux dits casse-seaux.... ..	2 20	2 20
Veaux de lait.	» 55	1 25
Moutons et Chèvres	» 30	» 70
Porcs	1 25	2 »
Cochons de lait...	» 10	» 10
Chevreaux..........	» 05	» 05
Chevaux..................	» »	4 »
Anes	» »	3 »

Dans cette triple course, il est un facteur dont on n'a pas tenu compte et qui pourtant était doué d'un potentiel ascentionnel considérable : l'hygiène. Elle a crû, ici, en raison inverse du progrès. C'est à juste titre que les intéressés se plaignent. Là où ils étaient 45 ils sont 102 ! Cet état de choses durera-t-il longtemps ? Qui sait, dirait Montaigne. De là à faire appel à la pioche du démolisseur il n'y a qu'un pas. Nous ne le ferons pas. Elégante, radicale même serait la solution, mais les finances la trouveraient-elles belle ? Aussi allons-nous essayer de tourner la difficulté en ménageant les intérêts des bouchers et des contribuables. A cet effet, nous pensons qu'avant tout il faut dresser un plan général avec la seule idée directrice : la modernisation de l'établissement. Que ce plan soit exécuté en l'espace de 15 ans, de 20 ans, de 30 ans même, il importe peu, pourvu que chaque modification partielle contribue à former un tout harmonieux. Que surtout l'on évite l'abattoir arlequin ! De plus, il serait déplorable de construire aujourd'hui pour démolir demain parce qu'on n'a pas songé à après-demain.

Puissamment servi par la connaissance des besoins des uns et des autres, nous allons oser, sans être ni ingénieur, ni architecte, tenter une esquisse d'un projet futur en laissant aux idoines le soin des retouches. Que les pages suivantes n'effrayent pas, elles sont éminemment conservatrices !

Est-il besoin de rafraichir la mémoire par des faits pour rappeler les conséquences fâcheuses d'une surveillance intermittente ? C'est pourquoi, sans vouloir militariser le service, il serait bon que le maximum d'employés loge à l'abattoir. Les locaux seraient tout trouvés en prolongeant le pavillon du concierge et en élevant d'un étage les bureaux de perception.

Les bouveries et les bergeries ne répondent plus aux besoins du commerce et de l'hygiène. Mal divisées, mal conçues, elles sont un véritable foyer de contagion ; la désinfection en étant matériellement impossible. Pour moderniser ces locaux il faudrait, dans la bouverie gauche, supprimer les cases à veaux et à moutons et les remplacer par une travée pour les seuls animaux de l'espèce bovine. Un sol uni, bien dallé, avec canalisation pour les purins, des murs cimentés jusqu'à 2 mètres de hauteur, des auges avec robinets pour l'amenée d'eau et des râteliers en fer doivent remplacer un sol où les pavés se chevauchent, où les pierres des murs sont disjointes, où des râteliers en bois s'ornent de barreaux fendus et absents et où les auges font défaut. Les bergeries seraient transportées dans le bâtiment suivant, comprenant actuellement les échaudoirs 19, 20 et 21. Là, on aménagerait un certain nombre de cases en fer de 1 m 50 de hauteur environ disposées selon plusieurs travées. Plus loin, la construction d'une écurie pour les chevaux paraît logique. Ce bâtiment serait ensuite prolongé par l'édification de porcheries analogues aux bergeries avec cependant les modifications inhérentes à leur destination.

Pour les bouveries et les bergeries situées à droite de l'entrée les modifications qui s'imposent sont : 1° Dans le premier tiers, mêmes transformations que dans les bâtiments symétriques. 2° Statu quo pour le deuxième tiers. Celui-ci serait strictement réservé aux animaux sous le coup de la loi sanitaire. Cela ne veut pas dire que les murs et le sol ne devraient pas être cimentés, et les séparations de bois remplacées par des séparations métalliques. Bien au contraire. 3° Transformation du troisième tiers en vestiaire pour les tueurs, volontaires et bouchers. Cette dernière innovation permettrait aux ouvriers de faire après leur travail une toilette soignée, de déposer leurs outils et leurs instruments dans des cases ad hoc et éviterait de voir les échaudoirs transformés en salles de toilette, séchoirs et magasins. Enfin le public ne serait plus choqué par la propreté douteuse de ceux chargés de préparer les viandes qu'il va consommer.

A la place de la baraque servant à abriter les chevaux destinés à la consommation, on pourrait édifier un bureau-laboratoire. Les mauvaises porcheries situées le long des jardins seraient appelées à disparaître et avantageusement remplacées par un grand auvent permettant aux bouchers et charcutiers d'abriter leurs attelages pendant le travail. Enfin, dans la partie restante, on construirait un atelier-magasin servant de dépôt au matériel de l'établissement.

Relégué dans son coin, comme il convient, le local des viandes saisies est admirablement situé mais à grands cris il demande une réfection complète. Le sol et les murs ne sont pas étanches : inutile pensons-nous de faire alors une description de ce cloaque immonde, qui donne un haut-le-cœur aux personnes bien trempées.

Parallèlement aux nouveaux échaudoirs aux porcs entre le fumier et le grilloir se trouve un bâtiment servant, partie aux lavages des viscères, partie à l'hébergement des porcs.

Aux termes de l'article 2 de la loi du 8 janvier 1905 ainsi conçu : « La mise en activité de tout abattoir légalement établi dans une commune pour son compte ou pour le compte d'un syndicat de communes, suivant les dispositions de la loi du 25 mars 1890, entraînera de plein droit la suppression des tueries et triperies particulières situées dans un périmètre déterminé par un arrêté préfectoral.

« Le périmètre pourra comprendre, soit tout le territoire de la commune dans laquelle l'abattoir sera établi, soit une partie de ce territoire seulement, soit plusieurs communes ou fractions de communes.

« Toutefois, l'extension du périmètre au-delà des limites d'une commune sera subordonné à une entente entre les Conseils municipaux, sur l'établissement ou l'usage commun de l'abattoir », les triperies particulières devraient être supprimées dans la commune. Contrairement à la volonté du législateur elles existent ; le lavage seul se faisant à l'abattoir, tandis que l'échaudage et l'épluchage ont lieu ailleurs. Donc il faut obliger les tripiers à se soumettre, mais en revanche on doit leur assurer les moyens de travail. La transformation de la porcherie en triperie s'impose et pour deux raisons. La première, parce qu'elle est contiguë au local de lavage ; la seconde, parce qu'elle est à proximité de la chaudière génératrice de vapeur.

Enfin, nous voici au point essentiel, à la partie capitale de notre exposé, vraiment digne de retenir l'attention. Il faut que sous peu, à la place des vieux bâtiments en ruine renfermant jadis les machines à élévation d'eau, le réservoir, les fondoirs, etc., et contenant encore un échaudoir, un local de viandes foraines, deux échaudoirs hippiques et le bureau laboratoire, s'élève un hall moderne d'abatage destiné aux grands animaux. Parachevant cet ouvrage, une marquise le réunirait au grand échaudoir dont la destination serait en partie modifiée. Ses 18 échaudoirs resteraient intacts mais seraient répartis de la façon suivante :

Un pour le bureau militaire d'inspection ;
Un pour le sacrifice des chèvres ;
Trois pour l'abatage des chevaux ;
Deux pour les animaux sous le coup de la loi sanitaire ;
Un pour les viandes foraines ;
Un pour la viande consignée ;
Et les 9 restants pour l'abatage du petit bétail.

Ces améliorations réclamées de toutes parts autour de nous, nous nous en sommes fait le modeste interprète parce que motivées non par luxe mais par besoin.

Pour la facilité de la compréhension de l'exposé précédent nous prions de se rapporter au croquis ci-joint.

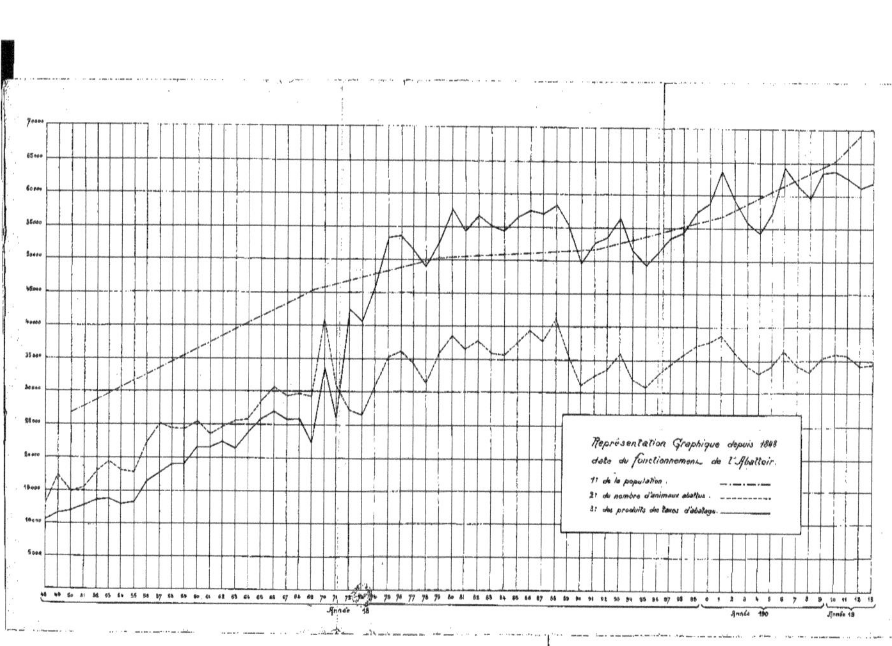

Représentation Graphique depuis 1848
date du fonctionnement de l'Abattoir.
1° de la population.
2° du nombre d'animaux abattus.
3° des produits des taxes d'abatage.
70000
65000
60000
55000
50000
45000
40000
35000
30000
25000
20000
15000
10000
5000
Année 18
Année 190
Année 19

CHAPITRE III

FONCTIONNEMENT DU SERVICE D'INSPECTION

La mission du Service d'inspection à l'abattoir consiste à contrôler la nature des viandes et à faire marquer celles reconnues bonnes pour la consommation. Les nombreuses opérations auxquelles se livrent les agents de ce service sont une garantie pour la santé publique et contre la fraude.

Pour donner une idée du fonctionnement de l'inspection, nous ne croyons mieux faire que de prendre l'exemple d'un animal destiné à l'alimentation depuis son entrée à l'abattoir jusqu'à son exposition en vente à un étal.

Tout boucher ou charcutier, au moment de l'entrée de ses animaux à l'abattoir, acquitte un droit d'abatage et un droit d'octroi. Les bêtes, une fois entrées, ne peuvent sortir qu'abattues.

L'habillage des animaux n'a rien de particulier, si ce n'est deux points sur lesquels nous voudrions attirer l'attention :

1° L'assommement ;

2° Le soufflage.

L'assommement est l'opération préliminaire du sacrifice. Il a pour but de terrasser l'animal par un traumatisme des centres nerveux afin que celui-ci ne se défende pas contre la mort et qu'il ne souffre pas inutilement. Actuellement, la masse ordinaire est le seul instrument dont se servent les bouchers, quoiqu'il y aurait de grands avantages à la remplacer par des instruments plus modernes dont on n'a que l'embarras du choix. De la sorte, on éviterait de faire souffrir certains animaux dont la boîte crânienne, épaisse, nécessite 5, 6 et même 12 coups, pour permettre l'étourdissement. « J'ai pu juger, à Besançon, dit M. Huot, des inconvénients de ce procédé. La fureur d'un solide gars, qui avait dû s'y prendre à quatre fois pour abattre une bête, faillit se retourner contre ses compagnons narquois qui l'accablaient de quolibets. » Ce jugement en dit assez pour qu'il ne soit pas nécessaire d'insister. Quoique mauvais, ce procédé est cependant éminemment supérieur à celui employé pour le petit bétail et les porcs. Pour ces animaux, point de ménagement : on égorge sans assommement préalable.

Devons-nous cette pratique aux doctrines cartesiennes ou au genre des patients inoffensifs ?

L'observation porte à croire que c'est à cette dernière hypothèse qu'on doit se ranger.

Nous faillirions à notre rôle d'hygiéniste si nous ne nous élevions contre le soufflage des viandes que la plupart des pays ont condamné. Cette opération consiste à introduire à l'aide d'un soufflet, d'un stylet ou de tout autre appareil, de l'air dans les chairs ou le tissu conjonctif des animaux saignés avant de les dépouiller. Les raisons de cette pratique sont multiples ; ses résultats, néfastes. Les bouchers, et cela est vrai, prétendent que le soufflage facilite le dépouillement des animaux et surtout des animaux maigres. Les inspecteurs prétendent qu'à ces avantages s'en ajoutent d'autres non moins importants pour les marchands et qui furent même la cause de cette opération au début. Le soufflage donne à la viande maigre une meilleure apparence, mais une apparence trompeuse, car « les parties charnues, dilatées par l'air, restent soulevées et gonflées. Elles donnent l'illusion d'un grand développement musculaire. Les animaux les plus maigres prennent aussitôt une apparence d'embonpoint extraordinaire ; de vieilles vaches étiques semblentde qualité passable ; des veaux ultra-maigres paraissent excellents et des brebis n'ayant plus que la peau et les os semblent très acceptables pour le vulgaire. Le soufflage pratiqué habilement permet de masquer certaines lésions. On peut dissimuler très facilement une lésion articulaire en soufflant à outrance le tissu musculaire de la région ; on peut parfaitement cacher une lésion du rein en insufflant la graisse qui l'enveloppe. » (Farçat).

Cette très ancienne coutume ne disparaît, tant elle est enracinée, que lentement et encore faut-il qu'elle y soit forcée. L'exemple de la ville de Rodez est à méditer et surtout à suivre. Voici à titre de document l'arrêté du maire de Rodez qui peut servir d'exemple excellent.

Ville de Rodez

Le Maire de la ville de Rodez, chevalier de la Légion d'honneur,

Vu la loi du 21 juin 1898 du Code rural ;

Vu le décret du 6 octobre 1904, portant règlement d'administration publique pour l'exécution de la loi précitée ;

Vu l'article 97, paragraphe 5 de la loi du 5 avril 1884 ;

Vu l'article 471, paragraphe 15 du Code pénal ;

Considérant qu'il est du devoir de l'Administration municipale de prendre les mesures nécessaires pour sauvegarder la santé publique ;

ARRÊTE :

Art. 1er. — Le soufflage des viandes de boucherie est interdit à l'abattoir. Il est également interdit de vendre des viandes soufflées dans les boucheries de la ville de Rodez

Art. 2. — Il sera verbalisé contre les contrevenants qui seront poursuivis conformément à la loi.

Art. 3. — Le vétérinaire inspecteur et le commissaire de police sont chargés, chacun en ce qui le concerne, de l'exécution du présent arrêté.

Rodez, le 14 octobre 1906.

Le Maire, Louis LACOMBE.

L'air introduit dans les muscles ou le tissu conjonctif par les appareils ad hoc est un air microbien, car l'atmosphère des abattoirs est chargée de germes de toute nature. Ceux-ci, se trouvant dans un milieu plutôt favorable, cultivent et déterminent deux phénomènes : 1° une conservation de la viande de durée inférieure à la normale ; 2° des intoxications chez les consommateurs.

Les bouchers n'ignorent pas ces inconvénients et cependant ils continuent ! Toutefois, certains d'entre eux suppriment en été cette pratique que punit la loi du 1er août 1905 et l'article 471, paragraphe 15 du Code pénal, non pas par crainte de la justice, mais pour augmenter la durée de conservation, et par suite ménager leur intérêt pécuniaire.

Mais où le soufflage devient répugnant et antihygiénique au suprême degré, c'est lorsqu'il se pratique sur les poumons.

Pour ces organes, les bouchers ne se donnent pas la peine de prendre un soufflet ; ils se transforment en pompe et envoient dans les abats l'air de leurs poumons. Or, il est démontré que même un individu sain héberge dans sa bouche et ses voies respiratoires des microbes (streptocoques, staphylocoques, pneumocoques, cocci, colibacille, etc.). Donc, quel air bacillaire n'enverra pas un individu bacillifère ! Tolérer plus longtemps une telle pratique est un crime de lèse humanité. La plupart des nations nos voisines ont interdit le soufflage ou tout au moins y ont apporté certaines restrictions.

En Allemagne, la loi défend de souffler les viandes ou les abats dans tout l'empire. L'interdiction est si rigoureuse qu'une bête soufflée, fût-elle de première qualité, ne trouve pas grâce à la Freibank, étal de basse boucherie. L'Italie tolère le soufflage à condition que l'air insufflé soit filtré sur coton. Un procédé de stérilisation avait été proposé en France par Ch. Tellier ; malheureusement il ne fut pas adopté. L'idéal hygiénique serait la suppression radicale de cette pratique surannée.

Les animaux complètement habillés, c'est-à-dire dépouillés, éviscérés et largement fendus pour permettre un examen facile et approfondi, sont inspectés, à heures fixes, trois fois par jour. Les incisions des principaux ganglions lymphatiques, les coupes des os, des muscles, etc, les recherches microscopiques ne sont pas négligées pour permettre la sûreté du diagnostic. Cette méthode que nous avons appliquée dès notre arrivée, soit environ depuis 18 mois, nous a donné d'excellents résultats. Elle nous a permis de déceler de nombreux cas de tuberculose occulte. Les graphiques et les tableaux ci-dessous en sont une preuve tangible.

Abattoir du Mans

ANNÉES	NOMBRE D'ANIMAUX ABATTUS				CAS DE TUBERCULOSE				
	TAUREAUX	BŒUFS	VACHES	TOTAUX	TAUREAUX	BŒUFS	VACHES	VEAUX	TOTAUX
1901	455	1.476	4.870	6.801	»	»	30	»	30
1902	380	1.426	4.357	6.163	»	4	30	»	34
1903	383	1.127	4.104	5.614	1	1	44	»	46
1904	422	973	3.790	5.185	»	1	22	»	23
1905	387	1.058	4.109	5.554	4	1	78	2	85
1906	573	1.411	4.051	6.035	»	»	85	1	86
1907	530	1 333	4.073	5.936	3	2	99	1	105
1908	550	1.248	3.867	5.665	»	2	56	»	58
1909	623	1.094	4.109	5.826	6	5	91	»	102
1910	651	1.057	4.053	5.761	3	»	58	»	61
1911	657	1.272	4.013	5.942	»	2	32	»	34
1912	575	1.281	4.288	6.144	»	12	52	»	64
1913	767	1.501	3.762	6.030	5	7	152	1	165

L'animal reconnu bon pour la consommation reçoit sur la partie antérieure droite de la poitrine un cachet : « Abattoirs du Mans. Inspection vétérinaire ». Cette apposition indique a l'employé marqueur que la bête inspectée, reconnue bonne pour la consommation peut recevoir l'estampille à rouleau ainsi libellée : « Inspection sanitaire. Le Mans, la date et une vignette. ». Ce système de marquage, en usage depuis 1909 est, à notre avis, le meilleur. Les autres procédés, marque au feu, à l'emporte-pièce, cachet, n'offrent au consommateur qu'une garantie relative. Disposées, ça et là, en nombre variable et surtout restreint, ces marques disparaissent lors du dépeçage de la viande. Aussi, est-il facile à un marchand peu scrupuleux, de glisser à son étal des morceaux non inspectés. Avec le timbre rouleau, la fraude est plus difficile. Sans atteindre la perfection, notre système donne le maximum de garantie. Le seul inconvénient qu'on puisse lui reprocher est de salir un peu mais très superficiellement la viande lors du transport immédiat après marquage. L'emploi d'une encre séchant très rapidement ne donne actuellement plus de prise à de telles critiques.

Les animaux où les organes d'animaux pour lesquels un premier examen ne donne pas des bases suffisantes pour éclairer notre religion sont soumis à une nouvelle inspection, 12 à 24 heures plus tard. Suspects, ils sont désignés aux intéressés par l'application, à la place du tampon, d'une fiche en émail portant, en lettres blanches sur fond bleu, le mot : « consigné ». Ainsi, pas d'erreur possible. Le marqueur ne se trompera pas ; la bête ainsi mise à l'index ne recevra pas son exeat.

Immédiatement après leur identification par leurs propriétaires, les animaux saisis sont transportés dans un local spécial, dont seul, le surveillant a la clef, pour y être dénaturés. L'opération consiste en un arrosage au crésyl à 5 0/0, après taillade des chairs. Trois fois par semaine, une voiture à fond étanche vient chercher ces viandes pour les transporter au clos d'équarrissage, où stérilisées par la cuisson à la vapeur à 120°, elles sont enfin transformées en produit industriel. Donc, aucune viande ne peut sortir de l'abattoir non estampillée ou dénaturée. Le concierge, par la vérification des chargements à leur sortie, assure l'exécution de ces sages mesures qui sont complétées par des rondes aux étaux des bouchers et charcutiers.

Pour montrer que le service n'est pas tout platonique et pour faire toucher du doigt son importance, que l'on sache que sa vigilance s'est exercée en 1913 sur 34.484 animaux se répartissant de la façon suivante :

Taureaux....	767	Chèvres....	555
Bœufs.......	1.501	Porcs......	8.272
Vaches......	3.762	Chevaux...	609
Veaux.......	6.862	Anes.......	58
Moutons.....	12.098		

Cela donne environ une moyenne de 100 animaux à examiner journellement : exactement 96.

Pour qui ne se doute pas de la quantité des viandes saisies et des motifs justifiant ces saisies nous offrons les tableaux suivants résumant les opérations de l'année :

Opérations effectuées à l'Abattoir en 1913

CAUSES	SAISIES TOTALES										
	TAUREAUX	BOEUFS	VACHES	VEAUX	MOUTONS	CHÈVRES	PORCS	CHEVAUX	ANES	MULETS	POIDS en kilos
Affections contagieuses											
Tuberculose........	2	1	41	1	»	»	»	»	»	»	11.843
Affections non contagieuses											
Anémie............	»	»	»	»	1	»	»	»	»	»	15
Cachexie aqueuse....	»	»	»	»	6	3	»	»	»	»	191
Contusions multiples .	»	»	»	»	»	»	»	1	»	»	174
Entérite............	»	»	»	»	»	»	1	»	»	»	119
Hydrohemie	»	»	1	»	3	6	»	»	»	»	276
Leucémie...........	»	»	1	»	»	»	»	»	»	»	180
Maigreur...........	»	»	1	2	»	4	1	»	1	»	495
Mélanose...........	»	»	»	»	»	»	»	4	»	»	1.255
Métrite.............	»	»	1	»	»	»	»	»	»	»	170
Péritonite	»	1	»	»	»	»	1	»	»	»	239
Péritonite purulente..	»	»	»	1	»	»	1	»	»	»	140
Pyelonephrite.......	»	»	1	»	»	»	»	»	»	»	171
Tétanos.............	»	»	»	»	»	»	»	1	»	»	86
Paralysie...........	»	»	»	»	»	»	1	»	»	»	90
Viande fiévreuse.....	»	»	1	»	»	»	1	5	»	»	1.617
Viande odorante.....	»	»	»	»	»	1	»	»	»	»	32
Viande saumonée....	»	»	»	»	»	»	»	1	»	»	250
Viande saigneuse....	»	»	1	»	»	»	»	»	»	»	170
Viande trop jeune....	»	»	»	»	»	»	»	1	»	»	50
Morts-nés	»	»	»	358	»	»	»	»	»	»	3.580
Totaux.......	2	2	48	362	10	14	6	13	1	»	21 143

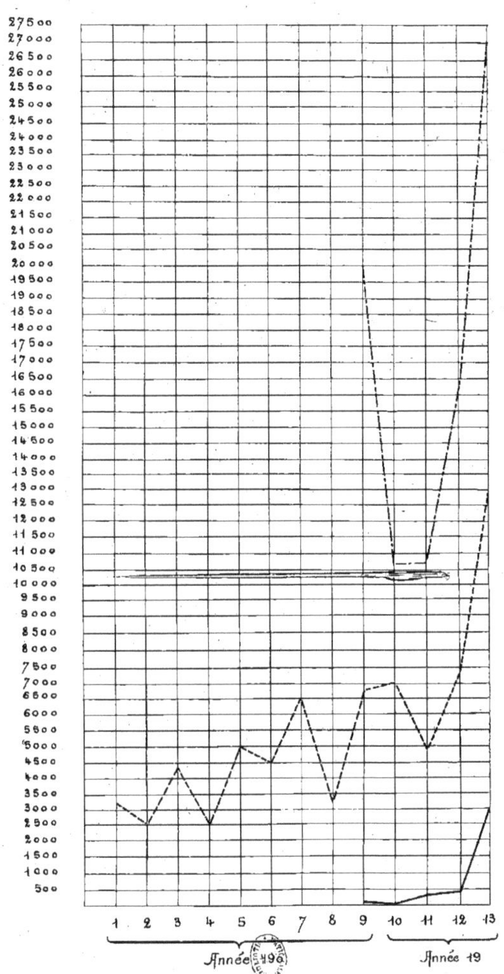

Quantité des Viandes Saisies exprimée en Kilogrammes.

Saisies totales —·—·—·—

Saisies pour tuberculose. - - - - - - - -

Saisie des Viandes foraines ————

Opérations effectuées à l'Abattoir en 1913

CAUSES	SAISIES PARTIELLES										
	TAUREAUX	BŒUFS	VACHES	VEAUX	MOUTONS	CHÈVRES	PORCS	CHEVAUX	ANES	MULETS	POIDS en kilos
Affections contagieuses											
Tuberculose.......	3	6	111	»	»	»	»	»	»	»	930
Fièvre aphteuse . . .	1	4	10	»	»	»	»	»	»	»	30
Affections non contagieuses											
Arthrite...........	»	»	»	»	»	»	»	1	»	»	9
Adhérences pleurétiq.	»	»	2	»	»	»	»	»	»	»	16
Atrophie musculaire..	»	»	»	1	»	»	»	»	»	»	15
Contusions multiples..	»	2	1	»	»	»	»	3	»	»	215
Coloration sulfurée ..	»	»	»	»	»	»	1	»	»	»	5
Dégénérescence musculaire	»	»	»	»	»	»	1	»	»	»	20
Fractures..........	»	»	1	1	1	»	5	33	»	»	941
Hématome..........	»	1	2	»	»	»	1	»	»	»	125
Kystes...........	»	»	»	»	»	»	1	»	»	»	1
Métrite............	»	»	»	»	»	»	1	»	»	»	20
Mélanose..........	»	»	»	»	»	»	»	1	»	»	64
Néoplasies.........	»	»	»	»	»	»	»	1	»	»	64
Péritonite	1	»	3	»	»	»	1	»	»	»	157
Péricardite.........	»	»	1	»	»	»	»	»	»	»	10
Pleurésie..	»	»	2	»	»	»	»	»	»	»	65
Viande saigneuse	»	»	2	»	»	»	1	»	»	»	143
Viande abcédée......	»	3	3	»	»	»	1	1	»	»	163
Totaux.......	5	16	138	2	1	»	13	40	»	»	2.993

Saisies des Viandes foraines en 1913.

CAUSES	TAUREAUX	BOEUFS	VACHES	VEAUX	MOUTONS	CHÈVRES	PORCS	CHEVAUX	ANES	MULETS	POIDS EN KILOS
Abats putréfiés......	»	»	5	»	»	»	1	»	»	»	268
Contusions multiples.	»	1	»	»	»	»	1	»	»	»	117
Fractures.....	»	»	»	»	1	»	»	»	»	»	3
Pyelo-nephrite......	»	»	»	»	1	»	»	»	»	»	6
Plèvres grattées	»	1	»	»	»	»	»	»	»	»	108
Viande fiévreuse.....	»	2	5	1	»	»	1	»	»	»	1.114
Viande putréfiée.....	»	4	5	2	1	»	1	»	»	»	545
Viande saigneuse....	»	»	»	1	»	»	»	»	»	»	77
Viande saumonée....	»	1	»	»	»	»	»	»	»	»	306
Viande odorante.....	»	»	1	»	»	»	»	»	»	»	119
Maigreur	»	»	»	»	1	1	»	»	»	»	30
Viande Gommée.....	»	»	1	»	»	»	»	»	»	»	234
Totaux.......	»	9	17	4	4	1	4	»	»	»	2.927

Saisies des organes.

ESPÈCES	POUMONS	FOIES	REINS	RATES
Bovins	159	1 014	14	»
Moutons	85	722	»	»
Chèvres	29	27	1	»
Porcs	2	40	5	»
Chevaux	5	23	5	1
Anes	»	1	2	»
Totaux	280	1.827	27	1

Nous regrettons vivement que les documents ne nous aient pas permis d'établir depuis 1901 la comparaison en poids des viandes saisies. Ce n'est que depuis 1909, date de l'apparition du compte rendu du fonctionnement du bureau municipal d'hygiène que nous avons pu construire ces courbes qui, mieux que les chiffres parlent aux yeux. Le point culminant est atteint en 1913 avec 27.063 kilos, chiffre qui laisse loin derrière lui ses prédécesseurs (les viandes foraines y entrant pour 2.927 kilos).

CHAPITRE IV

INSPECTION DES HALLES ET MARCHÉS

Construites au centre de la ville, à proximité de la place de la République, en face de la gare des tramways départementaux, pas très loin de celle de la Compagnie des Chemins de fer de l'Etat, limitées d'un côté par la place de l'Hôpital et de l'autre par un square, les Halles, bien situées, n'ont pas, à notre avis, l'importance commerciale qu'elles devraient avoir. Elles ne supportent pas la comparaison avec celles des villes de même population ou de population moindre. Les premières années de leur ouverture avaient permis d'espérer un résultat tout différent. La qualité des marchandises, hâtons-nous de le reconnaître, est en progrès, mais la quantité fait défaut. Le nombre des cases inoccupées ou servant de lieu de débarras en est la manifestation tangible. Des multiples causes de cet état de choses nous n'en citerons qu'une, la plus importante à nos yeux : le trop grand nombre de marchés établis sur les différents points de la ville. Il n'y en a pas moins de 10 en semaine. Certains (Hallay) réunissent 3 marchands, d'autres (patis Saint-Lazare) 2 à peine. Leur disparition, conséquence logique de leur précarité ne semble qu'une question de temps qu'une mesure administrative devrait écourter.

Les Jacobins, la Mission, l'Eperon, au contraire, sont en plein épanouissement Aussi, est-ce surtout ceux-ci, sans toutefois briser leur essor, que l'on devrait mettre à contribution pour vivifier les Halles. Une toute petite saignée suffirait : la défense de vendre ailleurs qu'au Marché Couvert les denrées alimentaires d'origine animale.

Cette mesure, avantageuse pour tous, le serait surtout pour la facilité et la sûreté de l'inspection sanitaire. Nul doute que dans ce cas son efficacité n'en fut décuplée. Ce service consiste en la visite par le vétérinaire inspecteur des denrées (viandes, gibiers, volailles, poissons, légumes, etc.), exposées en vente tant à l'étal des marchands titulaires de cases qu'à la criée municipale. Son but est la recherche des marchandises avariées ou de mauvaise qualité. Il est loin d'avoir l'importance de celui de l'abattoir où des connaissances anatomo-pathologiques s'imposent. Toutefois, il exige une surveillance très active, d'autant plus active qu'elle s'exerce sur des denrées éminemment périssables. Il n'est pas, en effet, rare de voir par temps chaud, lourd et orageux, du poisson très frais à 6 heures du matin complètement avarié à 9 ou 10 heures, avant même la fin de la vente en gros. S'expliquent ainsi les nombreuses saisies motivées presque invariablement par la putréfaction à ses différents stades. Ce phénomène biologique ne doit pas être confondu avec le faisandage. Ecoutons à ce sujet ce que dit M. Carreau : « Un gibier est à point pour être préparé lorsqu'il a perdu sa rigidité cadavérique, que les chairs se sont amollies, et que son odeur spéciale, sui-generis, son fumet, est devenue plus forte ; mais on doit veiller à ce qu'aucune partie de l'animal ne soit en voie de décomposition, car la consommation d'une viande corrompue, quelle qu'elle soit, même de gibier, est dangereuse à la santé. Il est du devoir de l'inspecteur de saisir les gibiers en voie de putréfaction, qui sont exposés en vente. Que ceux que l'aberration du goût porte à manger de telles viandes achètent du gibier frais et le fassent pourrir chez eux avant de le consommer, c'est leur droit ; mais l'administration qui a la charge d'assurer la salubrité des marchandises mises en vente pour la consommation publique, serait coupable de laisser volontairement vendre et exposer en vente du gibier corrompu. »

Pour nous, une organisation nouvelle des marchés s'impose ; un remaniement est nécessaire pour redonner la vie aux Halles et combler certaines lacunes dont l'inspection des champignons est la principale.

Les analyses chimiques montrent que les champignons sont des aliments dont la valeur nutritive n'est pas à dédaigner. Malheureusement, leur consommation comporte un très grave danger : l'empoisonnement.

Tout en favorisant la vente de ce produit, on doit donc la surveiller très scrupuleusement et ne pas se fier aux vendeurs qui, à les en croire, ont seuls les moyens infaillibles pour reconnaître les champignons vénéneux des champignons alimentaires. Le temps n'est plus où l'on doit croire à l'épreuve de la cuillère en argent ou de la bague en or, pas plus d'ailleurs qu'à celle de l'oignon. Seule, une inspection par un service compétent peut mettre les consommateurs à l'abri de toute intoxication.

A l'heure actuelle, nous devons bien avouer que cette inspection est, au Mans, quelque peu illusoire. On examine bien les cryptogames exposés en vente sur les divers marchés, mais on ne soumet à aucune surveillance ceux qui sont colportés.

Cet état de choses ne peut durer sans être préjudiciable à la santé publique. Il faut donc réglementer la vente des champignons à l'instar des autres villes.

A Paris, le préfet de police ne tolérait, il y a une trentaine d'années que la vente des champignons de couche et des cèpes de provenance bordelaise.

A Dijon, seules certaines espèces (12 environ), sont admises à entrer en ville aux conditions suivantes :

Art. 111. — Toute personne qui exposera des champignons en vente à Dijon, devra, au préalable, les avoir soumis à l'examen du service d'inspection des denrées alimentaires, soit au marché, soit à l'abattoir.

Art. 112. — Lorsque les champignons seront reconnus de bonne qualité, il sera délivré au vendeur un bulletin mentionnant la date, le nom de l'espèce, le poids et portant en gros caractères les mots :

Bon pour la consommation.

MODÈLE DU BULLETIN

N°........

Espèce..........

Poids..........

Vendeur..........

Dijon, le..........

TION DES DENRÉES ALI

N°..........

INSPECTION DES DENRÉES ALIMENTAIRES

BON POUR LA CONSOMMATION

Espèce..........

Poids..........

Vendeur..........

Dijon, le..........

Le Vétérinaire Inspecteur,

ART. 113. — Tout marchand qui exposera en vente des champignons qui n'auront pas été inspectés, sera passible d'une contravention et la marchandise sera saisie.

ART. 114. — Chaque panier ou chaque lot de champignons ne devra contenir qu'une seule et même espèce.

Il est expressément défendu d'exposer en vente des lots de champignons composés d'un mélange de différentes espèces.

ART. 115. — Les champignons reconnus mauvais seront saisis et détruits.

ART. 116. — Aucune personne ne pourra vendre des champignons si elle ne justifie, par la présentation du bulletin d'inspection, qu'ils ont été visités.

ART. 117. — Le bulletin d'inspection ne sera valable que pendant la journée où il a été délivré. Les marchands qui auront conservé leurs champignons devront les présenter le lendemain à l'inspection, afin de pouvoir les exposer en vente à nouveau.

A Bourges, l'article 96 du règlement sur l'hygiène est ainsi conçu : Ne pourront être vendus, dans toute l'étendue de la commune que les champignons des espèces ci-dessous :

1° L'agaric comestible ou champignon de couche ;
2° Le mousseron ;
3° La morille ;

4° La chanterelle ou girolle ;
5° Le cèpe ;
6° La truffe.

La modalité de la vente est identique à celle de Dijon. Le nombre des villes où une réglementation existe est considérable.

Ces mesures sont des mesures très sages, à l'abri de toute critique, que les marchands n'ont cependant pas acceptées sans récrimination. Il est à craindre qu'au Mans, où de tout temps la vente a été libre et le colportage autorisé, une réglementation analogue aux précédentes ne trouve quelque résistance. A notre avis, pour tourner la difficulté, la solution élégante consisterait à amener indirectement, par esprit de concurrence, les marchands de champignons à faire inspecter leur marchandise. Selon nous, l'inspection devrait être au début facultative pour devenir ultérieurement obligatoire. Notre système est le suivant. Tout marchand qui, aux heures déterminées, soumettrait ses champignons à l'inspection, recevrait un bulletin que tout acheteur pourrait demander à voir au moment de l'achat et résilier son marché lors de non présentation. Il n'est pas douteux que connaissant les garanties afférentes à ce certificat le public ne l'exige à chaque fois, et ne donne ses préférences à celui qui en est porteur. Le bon sens dit donc que le lot inspecté sera plus vite vendu et peut-être mieux que le lot non inspecté. La concurrence intervenant alors, il est à prévoir que tous les vendeurs se soumettent, à moins qu'ils ne se... syndiquent et fassent la grève.

Dans le courant de l'année 1913, le service d'inspection a eu à examiner 415.307 kilos de poissons et à pratiquer les opérations suivantes tant aux Halles que sur les marchés :

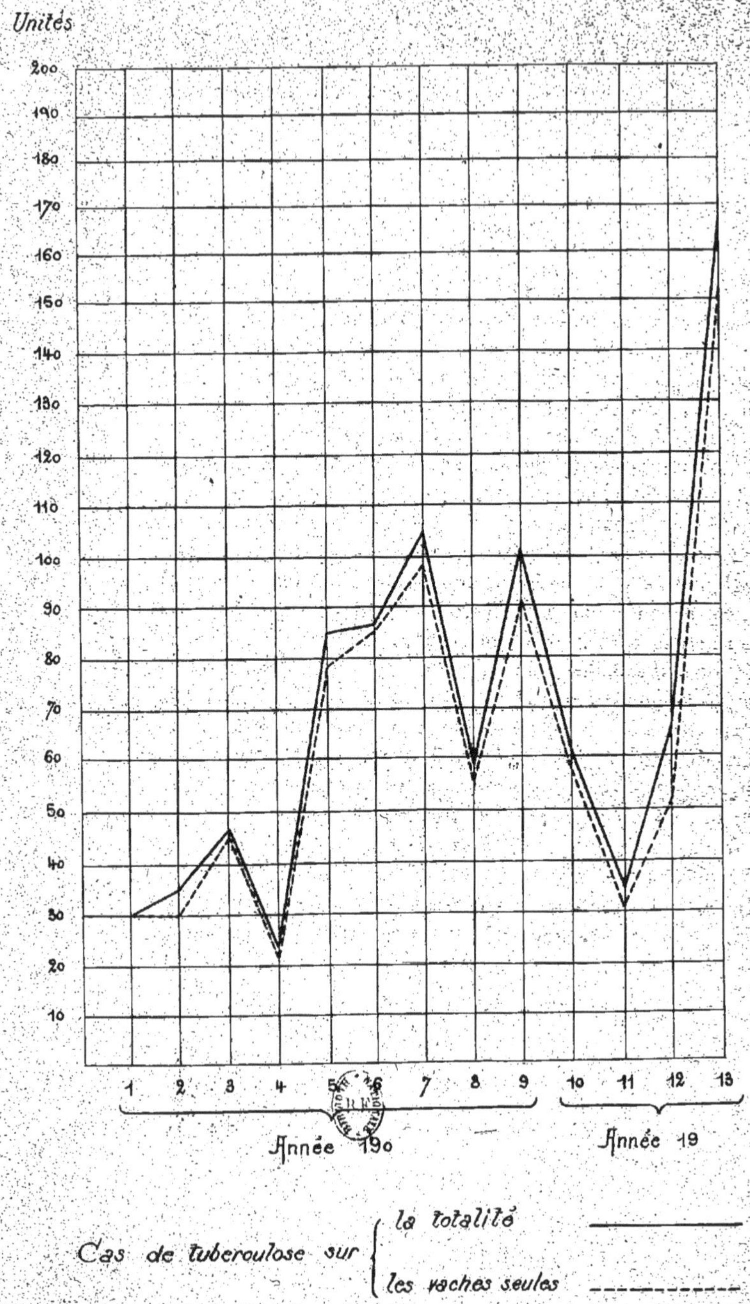

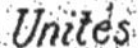

Unités
200
190
180
170
160
150
140
130
120
110
100
90
80
70
60
50
40
30
20
10
1 2 3 4 5 6 7 8 9
10 11 12 13
Année 190
Année 19
Cas de tuberculose sur
la totalité
les vaches seules

Saisies effectuées aux Halles et sur les divers Marchés.

LÉGUMES ET FRUITS		POISSONNERIE		DIVERS	
Légumes div^ers	489	Marée... ...	5 738	Gibier, Volaill.	53k »
Artichauts ...	32	Moules......	1.151	Poulets.....	30 500
Tomates....	12	Poiss. d'eau d.	556	Oies........	27 »
Champignons.	76	Crabes	361	Pigeons.....	4 500
Fruits divers..	1.130	Ecrevisses ..	137	Lapins. ...	12 500
Pommes.....	766	Crevettes....	265	Foies de lapins	4 200
Oranges.... .	142	Huîtres.....	47	Fromage.....	19 400
		Langoustes. .	23	Charcuterie ..	15 500
		Homards ...	4	Pâtisserie....	1 »
Total....	2.647k		8.282k		167k600

Total général des saisies : 2.647 + 8.282 + 167.600 = 11.096k600

CHAPITRE V

VIANDES FORAINES

On appelle viandes foraines, les viandes provenant d'animaux sacrifiés en dehors du territoire de la commune du Mans et introduites en ville pour y être vendues. Eu égard à leur très petite quantité, elles ne peuvent nullement concurrencer la boucherie urbaine. En effet, depuis que certaines mesures économiques (taxes) et hygiéniques (inspection) ont été prises, leur introduction oscille dans des limites plutôt faibles. Le tableau ci-dessous montre une chute brusque en 1908 époque où certains arrêtés ont été pris en conformité de la loi du 5 janvier 1905. Les arrêtés municipaux de 1910 et de 1912 ne favorisent pas davantage leur commerce. Aussi avons-nous un déficit de plus de 20.000 kil, en 1913 par rapport à 1912.

VILLE DU MANS

VIANDES FORAINES

Poids des quantités introduites.

ANNÉES	BOEUFS et VACHES	MOUTONS	VEAUX	PORCS	TOTAUX
1901	105.207	23.343	40.476	78.435	247.361
1902	97.038	22.254	36.240	66.081	221.613
1903	73.491	17.617	27.825	53.851	172.784
1904	64.153	16.528	27.420	54.889	162.990
1905	72.021	16.697	28.349	48.562	165.629
1906	77.473	17.374	28 635	37.923	160.805
1907	79.456	15.449	25.651	27.779	150.335
1908	37.997	6.592	9.863	27.661	82.113
1909	14.159	106	250	28.685	43.200
1910	32.441	2.994	1.703	27.382	64.520
1911	54 776	3.900	9.412	16.847	84 935
1912	34.301	12.880	7.497	41 133	95.811
1913	20.363	10.629	4.561	38.121	73.674

La question des viandes foraines a donné et donne encore de grands soucis à toutes les municipalités de France et surtout aux vétérinaires qui assument la grosse responsabilité de leur inspection. Il en sera ainsi tant que n'existera pas l'inspection obligatoire des abattoirs et des tueries particulières.

Mis à part la viande entrant pour la consommation propre des particuliers et certains morceaux de choix — filets, aloyaux, cuisses — que certains bouchers des villages environnants envoient à leurs collègues manceaux, parce qu'ils n'en ont pas l'écoulement, tout le reste de la viande foraine provient d'animaux dits « d'accidents », c'est-à-dire de ceux qui, pour des causes fortuites, blessures graves, fractures, congestion, paralysie, accidents de parturition, météorisation ou maladies incurables et débilitantes sont abattus d'urgence ou in extremis. Il s'ensuit donc que ces viandes sont une menace permanente contre l'hygiène publique. Aussi, doit-on leur imposer un examen minutieux et certaines conditions restrictives à leur entrée sans toutefois arriver à l'interdiction pure et simple qui constituerait une violation de la liberté du commerce et de l'industrie (Conseil d'Etat, 8 février 1901 — Cassation 6 mars 1903).

Grâce à certains arrêtés municipaux judicieusement pris et en particulier à celui du 31 octobre 1912, on est arrivé, au Mans, à ce double résultat. Les viandes foraines, lors de leur présentation à un bureau d'octroi ne peuvent entrer que si elles répondent aux conditions suivantes :

Art. 84 (nouveau). — Les viandes provenant d'animaux sacrifiés en dehors du territoire de la commune du Mans (viandes foraines) ne pourront être introduites en vue de leur vente, sur le territoire de la commune du Mans, que si elles sont accompagnées d'un certificat d'origine et de salubrité, délivré par un vétérinaire qui aura assisté à l'abatage de l'animal. Elles devront, en outre, être marquées d'une estampille dont le timbre sera reproduit sur le certificat d'origine et de salubrité.

Seront dispensés de la production du certificat d'origine et de salubrité :

1° Les abats et issues ;

2° Les viandes foraines même dépecées, provenant d'animaux sacrifiés dans un abattoir public ou dans une tuerie particulière régulièrement inspectée, si chaque morceau porte l'estampille du service d'inspection de l'abattoir ou de la tuerie ;

3° Les viandes présentées au moins par quartiers, le poumon adhérent au quartier de devant, les rognons au quartier de derrière, la plèvre et le péritoine étant gardés intacts.

Ces conditions observées, elles franchissent les portes de la ville et sont inspectées à l'abattoir qui est pratiquement et légalement le seul lieu où doit être effectuée l'inspection (Cass. crim. 26 mai 1905). Cette inspection à l'abattoir donne des résultats inespérés comme le prouve la grosse quantité de saisies effectuées cette année comparativement aux années précédentes.

Viandes foraines saisies.

1909	109 kil.	» »
1910	50	» »
1911	381	» »
1912	450	» »
1913	2.926	500

L'arrêté préfectoral du 5 septembre 1908, instituant l'inspection des tueries particulières dans le département de la Sarthe, semblait pouvoir faire supposer qu'une inspection aux Halles, au moment de la vente, serait suffisante. Cette vérification pratiquée jusqu'à fin 1912 ne donna pas les résultats qu'on était en droit d'en espérer. Elle était même illusoire eu égard au fonctionnement de la surveillance des tueries. A cette époque, le vétérinaire examinait la viande au Marché Couvert, le matin, au cours de son inspection journalière. Le plus souvent, pour ne pas dire toujours, la viande arrivée dans le courant de la journée de la veille était vendue sans avoir été examinée. Quoi d'étonnant dans ces conditions que la quantité des viandes saisies fut infime ! Les marchands soumettaient à l'inspection la marchandise bonne ; mais la mauvaise, la douteuse...

Actuellement, le résultat est tout autre. Grâce à un examen consciencieux dans un local spécial de l'abattoir, la viande foraine offre les mêmes garanties de salubrité que la viande provenant des animaux sacrifiés dans l'établissement. Est-il besoin d'ajouter que ce n'est pas sans peine que l'on est arrivé à un tel résultat. Au début, ce système souleva de telles réclamations que l'on fut sur le point de céder ; mais cette résistance fait honneur à ceux qui n'ont eu en vue que le souci de la santé publique.

Pour être complet, il faut dire que sous la dénomination de viande foraine nous comprenons la viande congelée provenant toute de l'étranger. Elle n'est représentée que par du mouton. La vente de bœuf congelé, tentée il y a deux ans n'a pas été renouvelée. Ces animaux congelés arrivent de l'Argentine par le Havre. Chaque mouton est coupé en quatre quartiers et chaque quartier est enveloppé d'une toile très fine, destinée à protéger la marchandise autant que faire se peut. Conservée du port d'origine au Havre dans des bateaux frigorifiques, cette viande est, dès son arrivée dans le port français, soumise à une seconde inspection, la première ayant eu lieu après l'abatage. Après ce contrôle, elle est, soit mise dans un frigorifique, soit expédiée directement au lieu de consommation. Pour ce qui nous concerne, le mouton congelé arrive dans des caisses soumises à la température extérieure. La décongelation commence donc dès le départ du Hâvre et n'est toujours pas terminée quand l'envoi arrive. Cette viande, quand ce phénomène s'est opéré d'une façon rationnelle, est en tout point excellente, et d'un prix très abordable. Toufefois, ce serait une erreur que de croire que seuls les indigents en mangent. Cette classe de la société, soit par préjugé, soit par ignorance, dédaigne cet aliment que recherche au contraire la classe instruite. Il y a dans cette voie de louables efforts à tenter.

En résumé nous pouvons donner la certitude que dans cette question des viandes foraines, si nous n'avons pas atteint la perfection nous n'en sommes guère éloigné. Nous gravitons autour d'elle.

CHAPITRE VI

MARCHÉ AUX BESTIAUX

L'exposition en vente des animaux des espèces bovine, ovine, caprine, chevaline et asine a lieu tous les vendredis, place des Jacobins et rue de Tessé.

Les bœufs et vaches de boucherie sont attachés sur la place, parallellement à la ligne des tramways Cimetière-Etoile, à une chaîne fixée provisoirement pour la durée du marché. Les animaux de croît, au contraire, occupent le reste de la place au gré de leur fantaisie ou de celle de leurs propriétaires, dut la circulation en souffrir. Plus respectueux des règlements de police, les veaux, les chèvres et les moutons ne quittent pas les bords de la rue de Tessé parce qu'attachés à des traverses de fer, solidement fixées à demeure, le long du mur du Lycée. Les chevaux, les ânes et les mulets se comportent comme le petit bétail et pour cause.

Malgré cette asymétrie et ce fouillis d'animaux, nous avons pu établir le tableau suivant représentant le nombre de bêtes conduites sur le marché :

Tableau des animaux exposés en vente en 1913.

Taureaux	239	Chèvres.....	56
Bœufs	1.232	Porcs.......	11.546
Vaches.......	4.154	Chevaux....	2.479
Veaux	1.428	Anes	154
Moutons	408		
Total.......	21.696		

L'absence de documents antérieurs ne nous permet pas d'établir de comparaison avec les années précédentes. Toutefois, si nous en croyons les intéressés, le nombre des transactions tend à diminuer. Cela est dû aux nombreux achats qui se font chez les propriétaires. Ceux-ci semblent plus avares de leurs temps que jadis.

La majeure partie des animaux est destinée à la consommation mancelle ; l'autre étant expédiée sur Paris. Le marché est donc un marché d'approvisionnement et de réexpédition.

Les animaux qui y sont amenés proviennent des environs immédiats de la ville, dans un rayon qui ne s'étend guère à plus de 30 kilomètres. Aussi, n'y trouve-t-on que les représentants des races du pays : normands, manceaux et durhams-manceaux.

L'installation de notre marché répond-elle à la conception moderne d'un tel établissement ? Actuellement, on ne se représente un marché qu'à proximité de l'abattoir et d'une voie ferrée avec un sol, des cours et des places cimentées, des parcs et des halles couverts, des étables bien aménagées, etc. Ces avantages qu'il serait puéril de développer ici ne se trouvent certes pas aux Jacobins. Nous n'y possédons même pas une clôture, fut-elle des plus rudimentaires, pour empêcher les animaux d'errer à l'aventure, d'encombrer la circulation et d'empêcher une panique toujours possible de se transformer en catastrophe. Cette absence de clôture est on ne peut plus désavantageuse au point de vue sanitaire. Dans l'état actuel des choses, il est matériellement impossible d'appliquer les articles du décret du 6 octobre 1904 concernant la désinfection. Si on voulait se conformer à la loi, c'est une surface considérable que l'on aurait à désinfecter ; aussi s'abstient-on de toute manifestation microbicide. Pour ce motif, le marché actuel peut être un foyer de propagation de maladies contagieuses. Il est arrivé maintes fois cette année, qu'après une foire, un cirque ou une ménagerie est venu s'installer là où ont séjourné des animaux porteurs peut-être de virus. Dans ce cas, quoi d'étonnant que ces établissements forains aient pu transporter le virus dans d'autres régions et aient contribué à la dissémination de l'épizootie. Certaines maladies, la fièvre aphteuse en particulier, n'ont pas de moyen de transmission plus facile. De plus, l'absence d'entrée unique ne permet pas, en période d'épidémie de prendre des mesures sanitaires générales ou même propres à certains individus (visite, bain de pied, port de laissez-passer, etc.).

Croire que ce pessimisme est tout théorique serait une grossière erreur. Les statistiques sont là pour prouver le contraire. L'épizootie de fièvre aphteuse de 1907 a coûté à la France 200 millions de francs, à l'Allemagne plus de 500 millions et à l'Europe 1 milliard et demi à 2 millirds. En Angleterre, la dépréciation moyenne par tête a été évaluée à 62 francs.

Outre les inconvénients inhérents à l'installation du marché, que n'avons-nous à dire sur sa situation. Les animaux vendus ont pour se rendre à la gare ou à l'abattoir à parcourir 1.500 à 2.000 mètres. Quoiqu'un arrêté municipal indique les rues que doivent emprunter ces bêtes, cette circulation est dangereuse et encombrante surtout quand elle a lieu en troupeau. Au point de vue esthétique, la place des Jacobins aurait tout à gagner à abandonner ce privilège. Il faut aussi signaler qu'à certaines époques de l'année, au moment des foires de réjouissance, les cirques, les ménageries, les tirs, etc., occupent la totalité de la place au détriment des animaux refoulés presque sur la voie publique. Cet état de choses, joint à l'odeur des fauves, au bruit des machines actionnant les diverses attractions, aux cris des bonsseurs, est de nature à entraîner quelque panique.

Ces raisons et bien d'autres que nous passons sous silence devraient attirer l'attention de l'autorité compétente sur les avantages de toute nature à transporter le marché aux alentours de l'abattoir. Les premiers, et à vrai dire les seuls intéressés, les bouchers verraient d'un bon œil cette modification car c'est dans ces parages qu'ils ont tous leurs intérêts. Le transfert momentané pendant la fièvre aphteuse du marché aux bestiaux au marché aux porcs fut fort goûté par ces commerçants. Durant cette période, ce marché fut uniquement un marché d'approvisionnement local.

L'établissement de la rue Jean-Macé avec hangar, cour pavée, abreuvoir, semblerait tout indiqué à cet usage. Sa superficie paraît suffisante quoique n'atteignant pas les données de Schwarz, 250 mètres carrés par 1.000 habitants et d'Osthoff, 300. Donc sans aucun frais, si ce n'est un arrêté, on pourrait faire un grand pas vers l'hygiène et l'intérêt publics.

Le marché aux porcs a lieu deux fois la semaine, le vendredi pour les porcelets, le samedi pour les porcs gras. Les premiers sont achetés par des fermiers des environs où cet élevage est très en honneur parce que très rémunérateur. Les seconds sont destinés aux charcutiers de la ville et surtout aux expéditions sur Paris, d'où viennent quelques commissionnaires acheteurs. Ce commerce semble centralisé entre les mains de quelques marchands qui explorent la campagne et les marchés des petites villes environnantes.

CHAPITRE VII

CONSOMMATION DE LA VIANDE AU MANS

L'on peut remplacer le vin, le pain lui-même, a dit Geoffroy-Saint Hilaire, mais il est deux aliments dont aucun ne peut tenir complètement lieu : le lait d'abord et plus tard la viande. Si celle-ci n'existait pas, il faudrait en quelque sorte l'inventer, car elle est l'aliment par excellence, celui qui donne à la constitution physique, la force. Avec notre vie de surmenage à outrance, ajoute Ch. Tellier, celle ci est aussi indispensable aux intellectuels qu'aux travailleurs. Toutefois, malgré ses incomparables propriétés, il ne faut pas en abuser. Des physiologistes éminents, Milne-Edwards et Payen, ont fixé à 111 kilogs la ration utile des adultes, soit en faisant la part des femmes et des enfants une moyenne de 72 kilogrammes environ. La consommation française atteint à peine 50 0/0 de ce quantum ; exactement 35 kilos. Dans les villes, cependant, cette moyenne est dépassée. A Paris, elle est de 86 kilos, soit 300 grammes par jour et par tête. A Londres, les données scientifiques sont inférieures à la réalité 140 kilos. Dans les campagnes françaises, la moyenne consommée par tête est à peine supérieure à la moitié de la quotité urbaine.

Cette situation est d'autant plus sérieuse pour nous, vieux peuple, que plus nous allons et plus les exigences vitales se produisent (Ch. Tellier). Aussi est-il bon d'examiner la place que la viande occupe dans l'alimentation mancelle et de chercher les moyens propres à augmenter la consommation.

La connaissance exacte du poids de viande nette nous eut été de toute première utilité pour établir nos calculs ; malheureusement la taxation se faisant au poids brut, le poids net nous échappe. Toutefois, nous tournerons la difficulté en établissant une échelle de rendement d'après les statistiques de certains abattoirs, et en particulier de ceux d'Amiens et de Reims. Pour réduire les chances d'erreur, nous tiendrons aussi compte, dans notre tableau, des races et des aptitudes des animaux sacrifiés. Cette mesure nous permet de penser que nous ne devons guère être éloigné de la vérité en établissant le rendement ainsi qu'il suit :

Tableau de rendement

Bœuf	58 0/0	Mouton	50 0/0
Taureau...	58 0/0	Porc	70 0/0
Vache.....	50 0/0	Cheval......	50 0/0
Veau......	60 0/0	Chèvre......	45 0/0

Appliqués aux treize dernières années, ces chiffres nous permettent d'établir les deux tableaux ci-dessous ; le second étant la conséquence du premier.

VILLE DU MANS

Poids brut des animaux abattus à l'Abattoir

ANNÉES	BOEUFS et TAUREAUX	VACHES	MOUTONS	VEAUX	PORCS	CHEVAUX et ANES	CHÈVRES	TOTAUX
1901	910.326	2.014.730	540.358	836.829	851.546	180.477	2.061	5.336 327
1902	880.649	2.008.813	513.702	795.403	894.049	155 140	2.100	5.249.856
1903	871.804	2.019.137	492.666	771.717	944.959	174.175	3.070	5.277.528
1904	824.384	1.939.650	472.923	776.344	1 003.986	160.675	2.626	5.180 588
1905	806.325	1.969.374	473.121	794.114	974.245	149.285	2.079	5.168 543
1906	1.041.443	1.903.897	512.994	840.754	947.691	185.030	2.453	5.434.262
1907	900.759	1.864.762	490.051	789.639	857.440	133.190	1.617	5.037.458
1908	929.109	1.788.450	488.388	727.381	924.838	206.125	2.038	5.066.329
1909	947.597	1.746 439	484.488	759.478	1.048.258	253.465	10.028	5.249.753
1910	909.028	1.736.232	479.220	741.573	1.042.073	266.895	25.436	5.200.457
1911	976.168	1.736.495	490.057	709.787	901.121	304.840	25.961	5.144.429
1912	948.995	1.374.114	483.221	716.069	834.668	344.280	25.573	4.726 920
1913	1.258.175	1.524.875	499.523	720.435	921.087	292.945	21,235	5.238 275

VILLE DU MANS

Poids de la viande nette

ANNÉES	BOEUFS et TAUREAUX	VACHES	MOUTONS	VEAUX	PORCS	CHEVAUX et ANES	CHÈVRES	VIANDES FORAINES	TOTAL
1901....	527.989	1.007.365	270.179	509.097	596.082	20.239	927	247 361	3 179.239
1902....	510.776	1.004.407	256.851	477.241	625.834	77.575	945	221.613	3 175.242
1903....	507.646	1 009.569	246.333	463.030	661.471	87.088	1.381	172.784	3 149.302
1904....	478.142	969.825	236 462	465.806	702 790	80.338	1.181	162.990	3.097.534
1905..	467.668	989.687	236.560	476 468	681.791	74.643	935	165.629	3.093.381
1906...	604.036	951.949	256.497	504.452	663 383	92.515	1.103	160.805	3.234.740
1907....	522.440	932.381	245.026	473.783	600.208	66.595	727	150.335	2.991.495
1908...	538.883	894.225	244.194	436.428	647.386	103.063	917	82 113	2.947.209
1909....	549.606	873.219	242.244	455.686	733 780	126.733	4.512	43.200	3.028.980
1910....	527.236	868 116	239 610	444.943	729.451	133.448	11.446	64.520	3.018.770
1911 ...	566 177	868.241	245.029	425 872	630.784	152.420	11.682	84.935	2.985.140
1912....	550 417	687 057	241.610	429.641	584.267	172.140	11.507	95.811	2.772.450
1913....	729 741	762.438	249.761	432.261	644.760	146 472	9.690	73.674	3.048.797

Ce dernier tableau nous montre que la quantité des viandes consommées oscille depuis 13 ans autour de 3.000.000 de kilogrammes, bien que le chiffre de la population augmente. La conséquence logique de cet état de choses sera donc une diminution de la consommation par tête et par an. Dans notre tableau comparatif, l'année 1912 remporte la palme du minimum. 1913, au contraire, semble faire entrevoir des jours meilleurs.

VILLE DU MANS

Consommation de la viande par tête et par an.

ANNÉES	Toute espèce de viande gros et petit bétail, cheval, âne, chèvre et viande foraine	Viande, sauf cheval, âne, chèvre et viande foraine	Viande foraine	Viande de chèvres	Viande de cheval
1901....	57 3	51 3	4 3	0 01	1 6
1902....	55 9	50 7	3 9	0 01	1 35
1903....	55 5	50 9	3 »	0 02	1 52
1904....	54 6	50 3	2 8	0 02	1 5
1905....	54 5	50 3	2 9	0 01	1 3
1906....	57 »	52 5	2 8	0 02	1 6
1907....	52 7	48 9	2 6	0 01	1 1
1908....	51 9	48 6	1 4	0 01	1 8
1909....	53 4	50 3	0 7	0 11	2 2
1910....	46 1	49 9	0 9	0 18	2 03
1911....	45 5	41 7	1 2	0 19	2 36
1912....	39 9	35 9	1 3	0 18	2 49
1913....	43 9	40 6	1 »	0 1	2 1

A notre avis, cette diminution réside uniquement dans la cherté de cette marchandise. Les prix comparatifs à quelques années de distance rendraient la vue aux aveugles.

Donnons d'abord, à titre de curiosité, le tableau « arrêté définitivement le 13e jour du second mois de l'an II de la République

Française une et indivisible par l'administration du district du Mans, indiquant le prix auquel doivent être vendu les denrées jusqu'au mois de septembre 1794. »

Viande fraîche

Bœuf, 1re qualité, la livre.......... 10 sols 6 deniers.
Vache, la livre.................. 7 sols 10 deniers.
Veau d'hiver, la livre .... 12 sols.
Veau d'été, la livre.............. 5 sols.
Mouton, la livre.................. 7 sols.
Chèvre, la livre .... 3 sols.
Cochon, la livre.................. 9 sols.
Viande mêlée, la livre............ 9 sols.

Moyenne des prix de la viande nette (Gros).

	1901			1913		
	1re qualité	2e qualité	3e qualité	1re qualité	2e qualité	3e qualité
Bœuf.....	1 60	1 50	1 40	1 80	1 70	1 50
Vache.....	1 50	1 40	1 30	1 70	1 50	1 35
Taureau..	1 40	1 25	1 10	1 50	1 35	1 20
Mouton ..	2 35	1 95	1 25	2 50	2 »	1 40
Veau	2 »	1 80	1 60	2 20	2 05	1 75
Porc......	1 70	1 60	1 50	2 10	1 90	1 80

Les causes de cette augmentation de prix sont les mêmes que celles qui ont déterminé la hausse sur les autres denrées. L'accroissement des exportations pendant ces dernières années est un facteur qui a considérablement changé le résultat. Que l'on juge du développement des transactions avec l'étranger, en comparant les deux années 1909 et 1910.

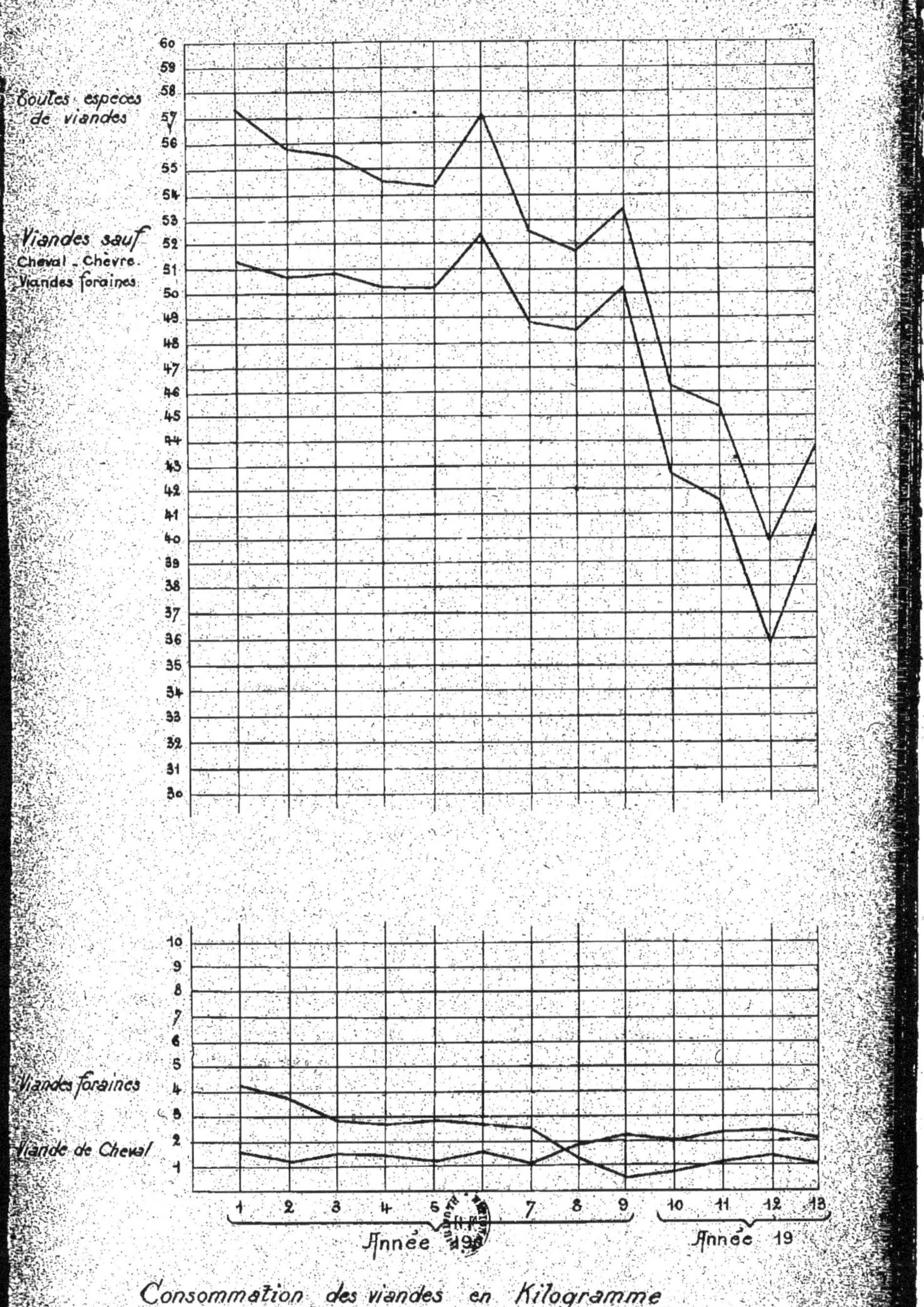

Consommation des viandes en Kilogramme par tête et par an.

Exportation du bétail français exprimé en tête d'animal.

DÉSIGNATION DES ANIMAUX	1909	1910
Bœufs.	22.911	48.687
Vaches.	4.879	20.568
Taureaux.	934	8.000
Veaux.	7.802	75.541
Agneaux.	24.943	32.506
Porcs	89 530	120.576

Il ne faut pas davantage passer sous silence le développement toujours croissant du bien-être des habitants des campagnes. Enfin les nombreuses épidémies, en particulier la fièvre aphteuse, sévissant sur le cheptel national et les mauvaises récoltes fourragères sont des causes indiscutables de la vie chère.

Pour diminuer l'acuité de la crise et augmenter la consommation de la viande, il existe des moyens nationaux et des moyens locaux. Parmi ces derniers se trouve la diminution des charges accessoires pesant sur cette denrée et en particulier des droits d'octroi. Au Mans, les premiers droits de ce genre remontent en l'an XI de la République. C'est après les délibérations du Conseil Municipal du 19 fructidor an X, des 13 vendemiaire et 8 frimaire an XI, se basant sur la loi du 5 ventôse an VIII relative à l'établissement des octrois municipaux et de bienfaisance que le ministre de l'intérieur ratifia le 24 pluviose an XI, les taxes demandées qui furent :

Tableau des droits d'Octroi du 10 Ventôse an XI de la République Française une et indivisible.

Bœuf ou vache	5f. »
Veau ou génisse	7 »
Mouton, brebis, chèvre	0 50
Porc	1 50
Par kilog. de viande morte pesant 2 livres 5 gros et demi.	0 04

Ce tarif, successivement remanié, fut à chaque fois agrémenté d'une augmentation. Il arriva qu'un jour cette perception parut injuste, dans son mode, puisque des animaux de même espèce, mais de poids différent payaient le même prix. Aussi, pour que la justice ne fut pas boiteuse, eut-on recours le 13 mars 1854 à la taxation aux 100 kilogrammes établie de la façon suivante :

Tableau des droits d'Octroi du 13 Mars 1854.

Bœufs, taureaux et vaches, les 100 kil.	2 f. 30
Veaux, génisses, veaux casse-seaux, les 100 kil.	5 »
Moutons, brebis, agneaux, chèvres, boucs, les 100 kil.	3 60
Porcs, sangliers, chevreuils, cochons de lait, les 100 kil.	4 20

Viande fraîche

Bœuf, taureau et vache	les 100 kil.	5 f. »
Veau, génisse, casse-seaux	id.	8 »
Mouton, brebis, agneau, chèvre et bouc.	id.	6 »
Porc, sanglier, chevreuil, cochon de lait.	id.	6 »

De cette époque à nos jours, les tarifs ont subi de nombreux remaniements, mais les résultats ont été invariables ; l'augmentation des droits. Le dernier tarif du 1er janvier 1912 fut un cadeau plutôt lourd pour la boucherie ; mais pour les finances... Elles firent risette aux 300.000 francs annuels qui pèsent terriblement sur la viande.

Tableau des droits d'Octroi en 1912

Bœuf, taureau et vache........	les 100 kil....	6 f.	»
Veaux, génisses, casse-seaux......	id.	7	»
Mouton, brebis, agneau	id.	6	»
Porc et porc de lait.........	id.	5	»
Sanglier et chevreuil.............	id.	20	»

Viande fraîche

Bœuf, taureau et vache..........	les 100 kil....	12 f.	»
Veau, génisse, veaux, casse-seaux.	id.	10	50
Mouton, brebis, agneau..........	id.	12	»
Porc et cochon de lait....	id.	6	»
Sanglier et chevreuil	id.	25	»

La suppression de cet impôt que « l'on paie sans le vouloir et sans le savoir », dégrevant le prix de revient de la viande, augmenterait sans nul doute sa consommation. Le document ci-joint que M. Herriot, maire de Lyon, adresse à M. P. de Biermont vient confirmer notre idée. « Les bouchers, en raison de la suppression de l'octroi, n'augmentaient pas la viande, alors qu'ils subissaient un accroissement du prix d'achat. Pour la viande seule, un ménage de trois personnes, moyenne générale, bénéficie d'une économie de 20 francs, 0 fr. 10 de droits pour 50 kil. 280 par tête. Avant la suppression, la population consommait 21 millions de kilos de viande. Deux ans après, ce chiffre avait augmenté de 2.626.000 kilos, soit 5 kil. 683 par tête et par an. La qualité de la viande, facteur important du bien-être, a elle-même augmenté. En 1899, le bœuf moyen donnait 212 kilos de viande nette ; en 1903, il en donnait 225. Tout ceci, sans parler des volailles, salaisons, etc., venues sur le marché devenu franc en abondance augmenter la quantité à consommer. »

Il ne nous appartient pas de traiter une question si délicate, aussi laissons-nous bien volontiers à d'autres ce dur labeur. Toutefois, pour être complet, signalons qu'en 1870, une commission dont M. Hémon était rapporteur, avait envisagé ce problème, mais d'une façon plus étendue, puisque toutes les denrées devaient bénéficier du régime de la porte ouverte. M. Hémon, conclut au maintien de l'octroi, faute de ne pouvoir trouver les moyens de suppléer à ces revenus dans le cas de suppression. Comme les mêmes causes produisent les mêmes effets, il est à craindre que le résultat du problème que nous posons ne soit le maintien du statu quo. Aussi, pour nous consoler, pensons à Montesquieu qui dit que « les droits sur les marchandises sont ceux que les peuples sentent le moins parce que l'on ne leur en fait pas une demande formelle. Ils peuvent être si sagement ménagés que le peuple ignorera presque qu'il les paie ; pour cela, il est d'une grande conséquence que ce soit celui qui vend la marchandise qui paye le droit ; il sait bien qu'il ne paye pas pour lui, et l'acheteur qui dans le fond le paie, le confond avec le prix. Mais il faut que sur une denrée de peu de valeur on ne mette pas un droit excessif. » Et nous d'ajouter : surtout sur les denrées de toute première nécessité.

Outre ces moyens de nature à porter une grande perturbation dans la vie d'une cité, il en est, qui sans être aussi radicaux, n'en sont pas moins appréciables. Leur application permettrait aux classes laborieuses de demander à la viande une énergie réparative. De ce nombre sont : la freibank et la stérilisation des viandes provenant d'animaux tuberculeux.

Il est fort regrettable que ne soit pas entrée dans nos mœurs l'idée de la Freibank ou étal de basse boucherie, réservé à la vente des viandes dépréciées. Si cette institution, en vigueur dans le centre de l'Europe et plus particulièrement en Allemagne où elle existe depuis 1276, était connue au Mans, une certaine quantité de viande saisie pourrait être livrée à la consommation, en particulier celle provenant d'animaux trop vieux ou trop jeunes, de ceux dont la chair a une odeur désagréable ou une vilaine couleur, de ceux encore atteints de maladies parasitaires non transmissibles à l'homme, etc.

Que cette affirmation ne surprenne pas et ne fasse pas croire ou que nous commettons des abus de pouvoir en saisissant ou que nous voulons intoxiquer nos semblables. *Dura lex sed lex*. Les usages commerciaux n'admettent que 3 qualités de viande ; première, deuxième et troisième. Dès lors, nous ne pouvons laisser consommer par exemple de la viande de 4me qualité, saine, mais de valeur alibile inférieure sans être en quelque sorte complice de cette manœuvre. Légalement, cette vente est une fraude, car il y a tromperie sur la nature et la qualité de la marchandise (loi du 1er août 1905). Pour elle la freibank est toute indiquée. L'acheteur sachant à quoi s'en tenir ne paiera cette viande qu'à sa valeur réelle. En France, l'étal de basse boucherie est loin de gagner du terrain malgré la campagne menée par certains savants. Les rares villes possédant des freibanks les ont remplacées par la marque « Qualité inférieure » apposée sur la marchandise. Malheureusement, ce procédé est une porte ouverte à la fraude. La répulsion qu'éprouve le public pour cette innovation vient-elle des multiples cas d'intoxication d'origine alimentaire que signalent les journaux ou bien du respect humain, de l'amour-propre mal placé ? Toujours est-il, le résultat est le même : on se prive de viande.

Sont encore retirées de la consommation les viandes tuberculeuses, même de première qualité. Cet acte est inqualifiable car après stérilisation elles pourraient figurer honorablement et sans faire courir le moindre danger sur la table de l'ouvrier.

En effet, l'arrêté ministériel du 11 février 1909 réglementant les saisies pour cause de tuberculose dit que « les viandes grasses (après élimination de toutes parties suspectes) peuvent être remises aux propriétaires après stérilisation à l'abattoir même, sous le contrôle du vétérinaire inspecteur, dans l'eau bouillante ou dans la vapeur sous pression pendant une heure au moins. »

Actuellement, nous ne suivons pas ces prescriptions ministérielles : l'abattoir ne possédant pas les moyens de stérilisation. Il est vrai que rares sont en France les installations de ce genre. A notre connaissance, il n'en existe qu'une : celle de Roubaix. En Allemagne, au contraire, elles sont très nombreuses et rendent de réels services à la classe pauvre. Les indigents peuvent, en effet, acheter à très bas prix une viande excellente et non dangereuse.

Tous les savants admettent actuellement que les bacilles de la tuberculose ne résistent pas à une température supérieure à 100° centigrades, surtout si l'action de cette température s'exerce pendant plusieurs minutes.

Ce résultat est obtenu grâce à l'appareil de M. Wodon, ingénieur à Namur, dont voici une description sommaire.

L'appareil se compose de deux cylindres concentriques en tôle de fer. Dans le cylindre intérieur se meut sur rails un chariot métallique composé de plusieurs étages en tôle étamée. A chaque étage sont placés des plateaux perforés sur lesquels on dépose la viande avant l'opération. Cette viande doit être découpée en morceaux de 10 à 20 centimètres d'épaisseur environ. Ce chariot va jusqu'à l'extérieur grâce aux rails qui s'y prolongent, après que la porte de l'étuve est ouverte. C'est à ce moment que l'on dépose sur les étagères la viande sur laquelle on a eu soin de mettre du sel, quelques légumes et un petit bouquet de thym. Ceci fait, on rentre le chariot dans l'étuve et l'on ferme la porte au moyen de quatre boulons ad hoc. Outre cette étuve qui n'est autre que le cylindre intérieur, constituant la chambre de stérilisation, s'en trouve une autre extérieure. Entre ces cylindres se place l'eau destinée à être transformée en vapeur. Le grand cylindre, entouré d'une maçonnerie, est chauffé dans les régions inférieure et pariétale. Une soupape disposée au devant du foyer amène les vapeurs dans l'étuve pour stériliser les viandes. Les jus qui se sont formés pendant l'opération se rendent au-dessous du chariot dans un réservoir disposé à cet effet. L'opération dure trois heures. Quand elle est terminée, on ferme la soupape de prise de vapeur et par une autre soupape qui sert à la décharge, on laisse échapper la vapeur qui a été utilisée et qui se trouvait à deux atmosphères. On ouvre ensuite la porte et on retire le chariot qui contient les viandes stérilisées et prêtes à être utilisées. Les jus constituent d'excellent bouillon qu'on peut transformer en Liebig par dessiccation.

La viande cuite est extrêmement appétissante. Elle a l'aspect, la couleur, le goût et l'odeur de la viande provenant d'animaux sains.

La différence est impossible à faire entre celle-ci et celle-là.

L'appareil mis en place coûte 3.500 francs environ, dépense relativement minime, eu égard aux avantages qu'en retirent les propriétaires d'animaux tuberculeux et les indigents. D'ailleurs, un arrêté pourrait légalement fixer les taxes que percevrait la ville pour la main-d'œuvre, le charbon et l'amortissement du capital. En cela on n'aurait qu'à imiter Roubaix où la viande cuite est vendue aux indigents à l'abattoir, à raison de 0 fr. 60 le kilogramme et de 0 fr. 20 le litre de jus. Dans cette ville, 43 têtes furent en 1911 soumises à cette opération et 42 en 1912.

Dès les débuts de cette innovation, les amateurs étaient rares ; c'est vainement que les journaux annonçaient chaque opération de stérilisation. Mais, bientôt, les craintes se dissipèrent, les préjugés s'envolèrent grâce à une campagne savante, et à l'heure actuelle, il a fallu instituer un tour de rôle, tant les indigents viennent en masse chercher une nourriture saine et de prix modique. Les déshérités se plaignent même de la rareté de ces distributions et, dans leur for intérieur, font-ils, peut-être des vœux pour que tout le cheptel national soit tuberculeux.

Il serait intéressant de tenter cette expérience au Mans où les malheureux sont nombreux et les viandes saisies considérables. Des 12.773 kilogrammes de viande tuberculeuse saisie cette année, 10.000 kilogrammes, sans exagération, auraient pu être livrés à la consommation, une fois débarrassés de toutes les lésions tuberculeuses et stérilisés. Ces 10.000 kilogrammes, vendus à très bas prix, auraient procuré un excellent aliment à des conditions avantageuses à quantité de familles indigentes. De leur côté, les propriétaires d'animaux tuberculeux n'auraient pas subi une perte aussi considérable que celle qu'ils ont éprouvée du fait de la saisie totale ou partielle de leurs animaux.

Animaux reconnus tuberculeux.

PERTES EN ARGENT	ANNÉES	TOTAL	Pour saisies totales		POUR SAISIES PARTIELLES			
			Adultes	Veaux	Portant sur la viande		Portant sur les organes splanchniques	
					Adultes	Veaux	Adultes	Veaux
8.957 f. 15	1910	61	26	»	10	»	25	»
5.860 35	1911	34	15	»	9	»	10	»
10.114 20	1912	64	26	»	12	1	25	»
18.487 50	1913	165	44	1	9	»	111	»

A n'en pas douter, le fait de livrer à la consommation des viandes provenant d'animaux tuberculeux, surprendra désagréablement beaucoup de personnes. Trop sensibles même, celles-ci iront jusqu'à dire que nous voulons nous débarrasser des malheureux, les empoisonner légalemeut. A ceux-là nous répondrons qu'on ne meurt pas plus à Roubaix qu'au Mans, en Allemagne qu'en France et que des savants dont les noms sont inscrits au frontispice du temple de la science : Nocard, Roux, etc., ont clamé bien haut qu'il n'y avait aucun danger à consommer des viandes tuberculeuses préalablement stérilisées.

Les nécessiteux, n'ayant guère goûté les moyens préconisés par les savants, ont préféré résoudre seuls le problème. Ils demandent à la viande de cheval et de chèvre ce que leurs bourses ne permet de demander à celle de bœuf. Il est à craindre que leur solution ne soit pas éternelle.

Il ne faudrait pas croire leur trouvaille nouvelle. En effet, dès la période paléolithique, l'homme préhistorique se nourrissait exclusivement de viande de cheval. L'hippophagie était très en honneur dans la plupart des nations de l'antiquité, si nous en croyons les écrits d'Hérodote, de Diodore de Sicile et de Pline. Combattue par le christianisme dès le VIIe siècle, et dans la suite par tous les pouvoirs publics, cette alimentation n'est revenue en honneur que dans la dernière moitié du XIXe siècle, grâce à une longue campagne menée par des savants et des médecins.

Naturellement, elle concurrence fortement la boucherie.

Les premières traces officielles de la consommation de la viande de cheval au Mans datent de 1891. Nul doute que les habitants n'avaient pas attendu jusqu'à cette époque pour savoir que un rôti de cheval n'est pas à dédaigner. De ce que j'avance, je n'en veux pour preuve que le nombre d'abatage de l'année 1891 qui atteint 499 têtes.

A titre documentaire, nous avons relevé le tableau suivant et construit le graphique ci-contre :

Chevaux et Chèvres sacrifiés à l'Abattoir du Mans depuis 1891.

ANNÉES	CHEVAUX	CHÈVRES	ANNÉES	CHEVAUX	CHÈVRES
1891......	499	67	1903......	425	94
1892......	456	58	1904......	408	77
1893......	453	37	1905......	367	64
1894......	398	48	1906......	444	69
1895......	286	62	1907......	536	46
1896......	264	68	1908......	523	55
1897......	276	78	1909......	595	251
1898......	303	79	1910......	648	642
1899......	320	74	1911......	694	658
1900......	397	49	1912......	792	643
1901......	432	52	1913......	667	555
1902......	379	59			

L'étude détaillée du graphique permet de diviser ces 23 années en deux parties. La première, de 1891 à 1896, dénote une diminution d'abatage, la seconde, de 1897 à 1912, montre au contraire une progression toujours croissante sauf à 2 ou 3 reprises différentes. En 1913, nouvelle chute brusque et très sensible, due d'abord à la difficulté éprouvée par les acheteurs à se procurer des chevaux, ensuite au prix toujours croissant de cette marchandise et enfin aux très nombreuses et très rémunératrices expéditions vers la capitale qui est un véritable gouffre. En effet, Paris a consommé 17.942 chevaux, en 1899, 28.965 en 1903 et 48.795 en 1908.

La courbe caprine se traîne péniblement de 1891 à 1909 époque où son ordonnée varie brusquement grâce à l'obligation d'abattre à l'abattoir toutes les chèvres sacrifiées dans la commune.

L'examen du registre de 1913 nous apprend que l'époque de l'année où la consommation de ces animaux atteint le maximum est synchrone de l'arrivée des recrues sous les drapeaux. Devons-nous voir là une relation de cause à effet ; les côtelettes et les gigots de chèvres remplacer le mouton dans les restaurants à bon marché fréquentés par les soldats ?

En résumé, nous constatons avec peine que la consommation de la viande au Mans tend à diminuer. La moyenne est bien inférieure à la moyenne scientifique (72 kil.), mais supérieure cependant à la moyenne française (35 k.). Cette constatation n'est cependant pas de nature à éluder le grand problème et il est du devoir de tous, dans la mesure de ses moyens, d'en chercher la solution.

CHAPITRE VIII

UTILITÉ D'UN FRIGORIFIQUE

Personne n'ignore que consommée immédiatement après l'abatage, la viande est dure et coriace. Pour qu'elle soit bonne, il faut qu'elle soit rassise, c'est-à-dire que le travail musculaire autolytique se soit produit. Ce phénomène n'a lieu que du 4e au 6e jour après la mort Aussi faut-il jusqu'à ce moment conserver cettedenrée qui, eu égard aux chaleurs et aux variations brusques de température (temps lourd et orageux), tend à se corrompre avec une remarquable rapidité.

Les procédés de conservation sont nombreux, mais un seul, le froid, donne d'excellents résultats. Cet agent, connu de tout temps pour ses propriétés conservatrices, n'a rendu de réels services que du jour où (1867), Ch. Tellier démontra qu'avec le froid sec, on pouvait conserver la viande fraîche pendant 120 jours et au delà. Cette date et celle de 1876 où pour la première fois de la viande réfrigérée traversa l'Océan, alla de France en Argentine et ce, à titre d'expérience, sont inscrites en lettres d'or sur le grand livre de la science.

Contrairement aux autres procédés de conservation qui agissent en modifiant la constitution organique existante de la viande, le froid sec la respecte, car il plonge le tissu sur lequel il agit dans une sorte de « sommeil organique ». Il ne tue pas la vie, mais la réduit à sa plus simple expression (Ch. Tellier). Ce serait aussi une erreur que de croire que la valeur nutritive de cette viande est de ce chef diminuée. D'après le professeur A. Gautier, la viande qui sort d'un frigorifique a toutes ses qualités. Les matières albuminoïdes sont tout aussi assimilables que dans la viande fraîche. Pour le docteur Letulle, ni la congélation, ni la réfrigération ne modifient les éléments des muscles. « Les faisceaux contractiles, leurs noyaux intrafasciculaires, les sarcolemnes et ses noyaux, les capillaires interstitiels avec leurs longs noyaux endothéliaux, tout est normal et bien en place. Les globules rouges sont parfaitement conservés »

Pour M. Bordas, le froid, même à une température très basse, laisse entière au sérum sanguin et aux extraits organiques (corps thyroïde, adrénaline) leur toxicité normale.

Le séjour dans les chambres froides en facilitant aux liquides organiques leur pénétration dans les chairs les rendent plus tendres, plus juteuses et plus savoureuses. De plus, cette viande est plus digestive et plus assimilable. Le public s'est tellement habitué à ce mode de conservation qu'à Genève, il sert en quelque sorte de réclame puisque les bouchers et les charcutiers mettent en gros caractères à la devanture de leurs magasins. « Ici on vend des viandes ayant été conservées à l'entrepôt frigorifique. »

Les pouvoirs publics allemands connaissent très bien l'identité chimique absolue des viandes frigorifiées et des viandes fraîches et les avantages des unes sur les autres. Une loi d'empire exige le dépôt dans un frigorifique pendant 24 heures de toute viande abattue lorsque cet établissement existe dans la ville.

A ces avantages s'en ajoute un autre de nature à ne point déplaire ; la diminution du prix de vente, car les services rendus par cette installation sont multiples. D'après Loverdo, le frigorifique permet :

1° D'assurer la parfaite conservation de la viande par les temps les plus chauds, les plus orageux, les plus contraires à sa conservation. Par cela même, il supprime tous les déchets.

A Lyon, on estime que la perte occasionnée par ces déchets s'élève de 100 à 300 francs par an, suivant l'importance du boucher. »

Au Mans, sans crainte d'exagération, la perte pendant l'été est de 2 0/0 supérieure à celle des autres saisons. Ces 2 0/0 sont représentés par les épluchages que l'on doit faire subir à la viande pour enlever les parties défraîchies ou desséchées, les portions graisseuses en voie d'altération, les coupes noircies, etc.

2° « De supprimer le dépérissement considérable des animaux conservés sur pied. Les bêtes quittant l'étable, où elles ont demeuré longtemps, pour être conduites à l'abattoir, souffrent de ce changement brusque. Dans les conditions les plus ordinaires, un bœuf de boucherie perd facilement 3 à 5 kilogrammes de son poids (1), s'il n'est pas abattu dans les vingt-quatre heures qui suivent son entrée. Du reste, ce dépérissement sera d'autant plus appréciable que l'état de graisse est plus prononcé, et l'âge moins avancé. Les pertes atteignent proportionnellement leur maximum avec les jeunes veaux qu'on vient de séparer de leurs mères : 3 francs environ par tête et par jour.

Si l'abattoir possède des chambres froides, tous ces animaux pourront être abattus sans retard (2), et alors non seulement on évitera le dépérissement et les accidents, mais aussi les dépenses de nourriture (1 fr. 50 par bœuf, 0 fr. 40 par veau, 0 fr. 20 par mouton, etc.), laquelle du reste est si peu profitable à ces animaux.

Le Président du Syndicat des Charcutiers de Dijon, dans une lettre, s'exprime ainsi à ce propos :

« Le prix de location des cases est presque complètement recouvré par l'économie de nourriture et de soins que réalisent les charcutiers en ne conservant plus leurs porcs dans les écuries après chaque jour de marché ; chacun tue tout de suite son ap-

(1) Dans son célèbre *Traité de Physiologie*, Colin cite, entre autres faits, celui d'un jeune taureau du poids de 313 kilogrammes qui perdait par abstinence 5 kil. 007 par vingt-quatre heures.

(2) Il est bien entendu qu'un jeûne de douze à vingt-quatre heures sera imposé à l'animal avant son abatage. Ce jeûne est favorable à la qualité et à la conservation de la viande. Pendant ce temps, l'appareil digestif et surtout les vaisseaux lymphatiques se vident d'une portion de leur contenu, et le travail interstitiel qui s'effectue au sein des tissus augmente leur fermeté, tout en les rendant moins putrescibles après la mort ; l'animal se purge, disent les bouchers.

provisionnement de la semaine et le met au frigorifique. On pare ainsi à tous les inconvénients qui résultent du séjour des porcs dans nos écuries : accidents, dépérissements, etc. »

3° « De pouvoir profiter d'un bon marché où il y a abondance de bétail et baisse de cours pour acheter un grand nombre d'animaux, les tuer et les mettre en réserve dans les chambres froides.

4° « De réduire les jours d'abatages et gagner ainsi un temps considérable. Actuellement, en été, faute de moyens de conservation, les bouchers, dans beaucoup de villes, sont obligés de s'approvisionner tous les jours. L'abattoir est ordinairement à grande distance de leurs boutiques, cela absorbe complètement leur après-midi. A Lyon, plusieurs abonnés du frigorifique privé ont réduit leurs abatages quotidiens à deux abatages par semaine.

5° « De conserver la viande sortie du frigorifique, par les plus fortes chaleurs, beaucoup plus longtemps que la viande fraîchement abattue.

« Cette assertion, qui aux gens non prévenus paraît paradoxale, devient évidente lorsqu'on tient compte d'abord que les chambres froides n'ont rien de commun avec les glacières, et que leur atmosphère est dépourvue d'humidité et de germes.

« Dans les conditions ordinaires, les viandes fraîchement abattues ne peuvent se refroidir, au cours de l'été, au-dessous de la température ambiante, soit 20 à 25°, et cela après un temps assez long, l'abaissement de la température ayant lieu de l'extérieur à l'intérieur. Si bien que dans le cas où une circonstance spéciale retarde ce refroidissement (temps orageux, etc.), un commencement de fermentation putride s'observe dans les parties internes des muscles épais : « la viande verdit à l'os », d'après l'expression des bouchers.

Par contre, si l'on porte la viande presque aussitôt abattue, dans une chambre froide, puissamment ventilée avec de l'air sec artificiellement refroidi, par exemple à + 3°, le froid ne tardera pas à pénétrer dans toute la masse musculaire et osseuse.

« Plus tard, lorsque ces viandes seront exposées à l'air, leur température s'élèvera peu à peu de l'extérieur à l'intérieur, c'est-à-dire en sens contraire. La putréfaction ne pourra se manifester à la partie interne qu'après avoir atteint la partie extérieure. Or, celle-ci, grâce à la ventilation, a perdu son humidité, les méats pleins de liquide, si nombreux surtout chez le veau, se sont évaporés, et la peau a formé une sorte de gaine protectrice.

« Une série d'essais comparés entre la viande fraîchement abattue et la viande sortant des chambres froides, que nous avons poursuivis dans la boucherie de M. Sage, secrétaire du Syndicat des bouchers de Lyon, l'ont pleinement démontré : en juillet et en août, en pleine période caniculaire, la viande refroidie se conservait à l'étal de trente-six à quarante-huit heures plus longtemps que la viande fraîchement abattue. »

« A Dijon, mêmes résultats : « Pendant la période de chaleurs extraordinaires que nous venons de traverser, dit le président du Syndicat de la charcuterie de cette ville, dans la lettre que nous avons déjà citée, nous sortions nos porcs du frigorifique aussi durs et aussi froids qu'en plein hiver vingt-quatre heures après l'abatage. Cette viande se conserve froide, après sa sortie, pendant deux jours au moins, pendant lesquels on a tout le loisir de la vendre ou de la travailler.

« Les salaisons se font aussi facilement et se conservent aussi bien pendant les mois de juillet et d'août que pendant ceux de décembre et janvier, lorsqu'on les fait avec des viandes sortant du frigorifique. »

6° Enfin, le froid offre le moyen au boucher de mieux contenter sa clientèle, en lui offrant une viande plus tendre et plus succulente, ainsi que nous allons le démontrer en parlant des avantages pour le consommateur. »

La création d'un frigorifique, loin de porter atteinte à l'élevage de la région où il se trouve, le favorise. Il évite les pertes considérables dues à la moins-value des animaux expédiés sur les grands centres de consommation. Ces animaux sont toujours achetés sous condition ou à une valeur inférieure sans garantie. De plus, le transport d'un poids mort inutile grève le prix de revient. En effet, il faut un wagon pour 3.000 à 4.000 kilogrammes de viande vive qui ne représentent que 1.500 à 2.000 kilogrammes de viande nette.

Pour ce qui nous concerne, une installation de ce genre augmenterait l'importance de l'abattoir du Mans. De ce fait, elle serait une source de revenus pour la ville. Elle permettrait aussi le développement des industries vivant des sous-produits des abattoirs.

Pour arriver à des résultats si heureux pour l'hygiène publique, pour les commerçants et les consommateurs, on pourrait, à prime abord, supposer qu'il faille des sommes fabuleuses. Eh bien, selon le procédé, la solution change. Ou bien la ville peut construire le frigorifique et l'exploiter comme l'abattoir, ou bien elle cède un terrain gratuitement à une société qui sous son contrôle se charge de son édification, de son entretien et de son exploitation. Cette concession temporaire terminée, l'établissement revient à la ville, sans bourse délier. Possédant des terrains incultes contigus à l'abattoir, cette dernière solution nous paraît et la plus rapide et la plus économique pour Le Mans.

A notre avis, on doit se hâter de songer à la création d'un frigorifique dans notre cité. Il ne faut pas que des villes environnantes moins importantes nous précèdent. Le Mans est un centre à plusieurs titres et, ne l'ignorons pas, un centre d'élevage. Prenons garde que ce centre ne se déplace au profit d'une bourgade de par la construction d'un abattoir régional moderne. Si nous en croyons les savants et les économistes que ces questions ont préoccupé c'est au Mans, pour la région, que le frigorifique doit voir le jour.

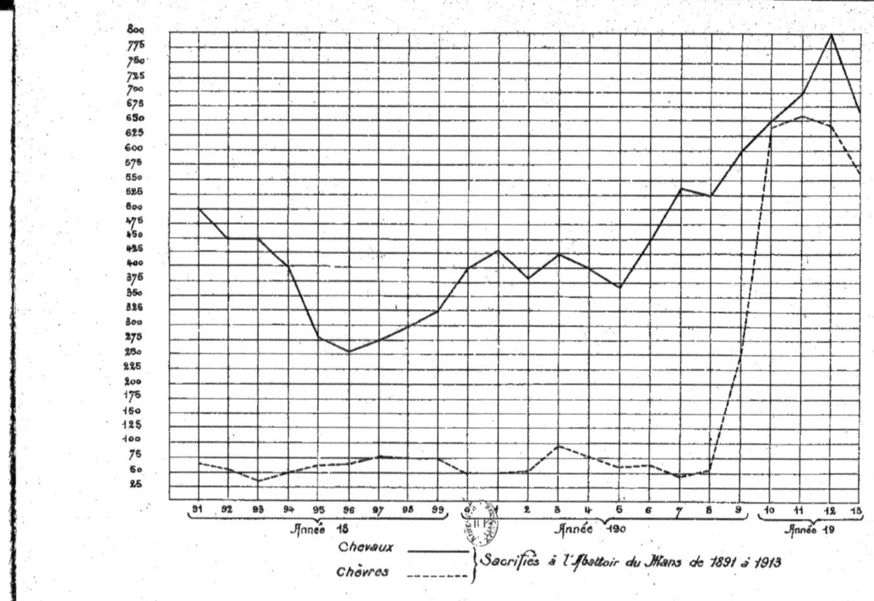

Sacrifiés à l'Abattoir du Mans de 1891 à 1913

CHAPITRE IX

CONTROLE SANITAIRE DU LAIT

La question du contrôle sanitaire du lait est une question non seulement à l'ordre du jour mais encore de toute première importance.

Aussi, croyons-nous utile d'indiquer certaines mesures qui permettraient au consommateur d'acquérir un lait offrant le maximum de garantie au point de vue hygiénique.

Le lait n'est pas comme certains pourraient le croire un aliment de luxe. C'est l'unique nourriture des premiers et derniers jours de l'existence. Il tient une place primordiale dans l'alimentation. Dans le « Traité d'Hygiène » de Chantemesse et Mosny on voit que « Paris consomme environ 830.000 litres de lait par jour, soit 0 l. 32 par tête d'habitant ; Lyon, 160.000 litres, soit 0 l. 30 par habitant ; Bordeaux, 100.000 pour 260.000 habitants, soit 0 l. 30 par tête. Berlin consomme 650.000 à 700.000 litres par jour, soit 0 l. 30 par habitant ; sur cette quantité, 100.000 litres sont fournis par les nourrisseurs de la ville même, 200.000 par la plus grande des sociétés coopératives laitières, la Milch-Centrale. Stockolm, la ville du monde où l'on trouve, dit-on, le meilleur lait, est aussi celle où la consommation est la plus élevée, 0 l. 63 par tête d'habitant. On peut dire que la consommation moyenne en lait dans les villes, comptée en litre, est représentée par un chiffre égal au moins au cinquième, souvent au quart ou au tiers du chiffre de la population ».

Or, le lait est un aliment altérable et très dangereux. Il peut servir de véhicule aux agents de maladies contagieuses. Taylor, en 1870, Power, en 1882, Swithinbank et Newmann, en 30 ans, relatent 30 cas d'épidémies de scarlatine. Ces dernières années, une épidémie de cette nature, occasionnée par le lait d'une ferme dont le personnel était infecté, a éclaté en Suède. La diphtérie et la tuberculose n'ont pas souvent d'autres causes. Si l'on en croit les statistiques les plus récentes, la tuberculose enlèverait à la France, chaque année, 40.000 enfants et cela parce qu'ils sont nourris avec du lait provenant de vaches tuberculeuses. On admet que le cheptel national ne compte pas moins de 1.200.000 vaches tuberculeuses. Aussi, estimons-nous que chacun, selon ses moyens, doit apporter une pierre à la construction de l'édifice de la lutte antituberculeuse. Si pendant longtemps les pouvoirs publics n'ont pas vigoureusement agi contre ce fléau, il ne faut pas trop incriminer leur inertie ; les savants ont aussi leur part de responsabilité. Alors que ceux-ci se battaient pour savoir si la tuberculose des animaux était transmissible à l'homme et réciproquement, le mal faisait de nombreuses victimes.

Actuellement, le grand problème est résolu et ce dans le sens positif : il y a contagion, transmission. Dès 1899, Rabinowitsch et Kempner affirmèrent avoir trouvé des bacilles tuberculeux dans le lait provenant de vaches paraissant saines mais ayant réagi à l'épreuve de la tuberculine. Si donc ces animaux, sans lésions apparentes, éliminent par la mamelle des bacilles en quantité notable et surtout dangereux pour les nouveau-nés, que n'élimineront pas les vaches ayant des signes cliniques ! Le lait sera alors un poison d'autant plus sûr qu'il paraît inoffensif. A l'encontre des poisons minéraux, il ne produit pas de mithridatisme. La consommation de mauvais lait, de lait bacillifère, tient le premier rang à Berlin dans les causes de la mortalité infantile. On doit donc s'efforcer de ne laisser consommer qu'un lait bon, c'est-à-dire pur. Le lait est l'aliment de l'individu aux deux points où sa courbe vitale se rapproche de l'abscisse O, c'est-à-dire de la non existence. D'après la physiologie et la pathologie, la résistance de l'être est proportionnelle à l'ordonnée; donc, nulle ou très faible après sa naissance ou avant sa mort, atteignant au contraire le maximum à l'âge mûr. Si donc, nous ne voulons pas sciemment commettre un crime de lèse-humanité, surveillons cet aliment avec un soin au moins égal à celui que nous apportons au contrôle des autres denrées alimentaires.

Les hygiénistes enseignent que pour être bien assimilé, le lait doit être donné cru. De cette obligation découle la nécessité de sa pureté. Dans la pratique courante, qu'entend-on par lait pur? Celui qui à l'analyse rentre dans le cadre du lait type du laboratoire municipal. Or, d'après le professeur Adam, les analyses chimiques sont illusoires, car un habile fraudeur assisté d'un bon avocat pourra toujours contester la fraude. D'après le docteur Demonchy, les laboratoires municipaux ont eu, en établissant le lait type, la conséquence inattendue de développer la fraude. Qu'ont fait, dit-il, les fraudeurs ? Ils ont travaillé le lait et ils l'ont transformé pour qu'ils ressemblât à s'y méprendre au type administratif. Qu'il soit naturellement trop maigre ou trop gras ; ils ont ajouté ou retranché. Une fois le type administratif réalisé, l'analyse chimique ne peut rien dire sauf que l'échantillon prélevé est conforme aux données du laboratoire municipal. De ce côté donc, rien à faire. Imposera-t-on la pasteurisation ou la stérilisation ?

La pasteurisation consiste à soumettre le lait à une température de 60 à 65° pendant une heure environ, à le refroidir brusquement puis à le reporter à nouveau, pendant 2 à 10 minutes à une température de 80 à 85° et ensuite à le refroidir immédiatement. De la sorte, les bacilles sont tués, mais cela n'empêche pas le lait de s'infecter à nouveau, contrairement aux croyances des industriels et des laitiers.

La stérilisation, au contraire, se propose, par une température élevée, plus élevée que la température de pasteurisation, 110° à 115°, de détruire les microbes et leurs spores. Malheureusement elle a l'inconvénient de désorganiser assez profondément le lait. Elle a tout détruit ; le nuisible : les germes ; l'utile : les diastases. De plus, le lait prend un goût désagréable de cuit, de suif. Ce procédé comme le précédent nécessite une installation coûteuse, des appareils spéciaux, un personnel intelligent, tout autant de choses venant augmenter les frais généraux et par suite le prix de vente.

L'Académie de médecine n'est pas partisante du lait diversement traité. Elle n'admet que le lait cru mais pur. Cru, le lait peut être nocif; stérilisé il est altéré; pasteurisé il est altérable, alors ?

Le seul moyen de remédier à tous ces inconvénients est de contrôler le lait à sa source, de le surveiller et de le protéger jusqu'à son arrivée entre les mains du consommateur. Pourquoi les pouvoirs publics ne veilleraient-ils pas sur le lait comme ils veillent sur le vin ? Sa production, 80 millions d'hectolitres, est pourtant double de celle du vin ! Ce qui n'a pas encore été fait, ne peut-il pas être tenté ? L'exemple de certaines villes et départements où le contrôle d'origine existe doit être suivi.

Les résultats sont excellents. La réglementation très simple vise la production d'un bon lait grâce à :

1° Des vaches saines ;

2° Des étables saines ;

3° Un personnel sain ;

4° Une manipulation saine du lait depuis la traite jusqu'à sa consommation.

Ces sages mesures sont contenues dans les deux arrêtés ci-dessous du préfet des Alpes-Maritimes que nous donnons à méditer.

Réglementation du transport et de la vente du lait dans les Alpes-Maritimes.

A la suite d'un rapport du Dr Balestre, Directeur du Bureau municipal d'hygiène de Nice, et sur l'avis émis par le Conseil départemental d'hygiène, M. le Préfet des Alpes-Maritimes a pris l'arrêté suivant, qui assure, dans les conditions de sécurité désirables, le transport et la vente du lait.

ARRÊTÉ :

Article premier. — Les vases destinés à contenir le lait doivent être emboutis et sans angles. Ils seront étamés à l'étain ; le plomb et les alliages qui en contiennent plus de 1 0/0 sont exclus de leurs soudures.

Il est interdit d'affecter ces vases ou leurs couvercles à aucun autre usage. Les mesures du lait sont soumises aux mêmes prescriptions ; elles seront pourvues d'une anse.

Art. 2. — Les vases destinés au transport du lait seront hermétiquement clos par des couvercles métalliques fermant à pression.

Art. 3. — Ces vases porteront inscrits en lettres apparentes la provenance du lait qu'ils contiennent, c'est-à-dire le nom et l'adresse du producteur qui l'aura fourni.

Art. 4. — Les vases seront tenus dans la plus parfaite propreté. Après chaque distribution ils seront soigneusement vidés et égouttés, puis lavés à l'intérieur et à l'extérieur à l'eau bouillante.

Art. 5. — Les voitures qui transportent le lait doivent être tenues avec la plus grande propreté.

Il est interdit de transporter avec le lait ou avec les bidons vides aucune marchandise ou aucun approvisionnement pour l'alimentation des bestiaux ou pour tout autre usage.

Le chargement des bidons sera recouvert d'une toile ou d'une bâche.

Art. 6. — Le lait mis en vente devra être le résultat de la traite complète et normale d'animaux sains et non atteints de maladies contagieuses ou transmissibles.

Art. 7. — Il est interdit d'ajouter au lait sous aucun prétexte, quelque substance que ce soit.

Art. 8. — Il est interdit de retirer du lait en tout ou en partie aucun de ses éléments constituants sans que le lait ainsi appauvri soit contenu dans des récipients spéciaux indiquant d'une manière apparente la nature du retrait qui a été opéré.

Art. 9. — Il est interdit d'exposer et de mettre en vente le lait colostral moins de huit jours après le part, le lait altéré par des microgermes ou des produits infectieux (lait acide, visqueux, putride, amer, bleu, rouge, etc.) soit à raison d'un état normal ou d'une alimentation défectueuse du bétail, soit par suite d'une tenue défectueuse de l'étable, de la laiterie ou des ustensiles de transport, soit pour toute autre cause, telles que les manipulations effectuées par des personnes malades, atteintes de furoncles ou portant des plaies, notamment aux mains. Il est également interdit de mettre en vente ou de livrer à l'alimentation le lait provenant des étables de l'abattoir ou des vaches exposées sur les marchés.

Art. 10. — Sera seul considéré comme lait normal, un lait contenant un minimum de 12 0/0 d'extrait sec dont 3,5 0/0 de beurre. Le degré cryoscopique ne sera pas inférieur à 0.54 ni supérieure à 0.58.

Art. 11. — L'examen préliminaire du lait se fera à l'aide du cryoscope de Winter et la richesse en beurre sera déterminée suivant la méthode et avec l'appareil de Gerber.

Art. 12. — Tout lait qui ne présentera pas les qualités énoncées à l'article 10 indépendamment des mesures prescrites plus loin sera soumis à une expertise dont les résultats seront transmis à M. le Procureur de la République.

Art. 13. — Tout lait mis en vente doit pouvoir supporter l'ébullition sans se coaguler. Lorsqu'un laitier livrera fréquemment du lait qui se coagule à l'ebullition, le public est invité à le faire connaître et une enquête sera faite à l'établissement désigné à cet effet, sur les conditions de production du lait, sur la tenue de la vacherie et de la laiterie, sur le transport du lait, etc.

Art. 14. — Tout lait écrémé sera mis en vente dans des bidons spéciaux portant en lettres de couleur foncée sur fond clair, la mention : lait écremé.

Les lettres de l'inscription auront une hauteur égale au dixième de la hauteur du récipient et une largeur proportionnée.

Art. 15. — Le lait écrémé devra contenir encore 10 0/0 d'extrait sec dont 2,5 0/0 de beurre.

Art. 16. – Lorsqu'un lait contiendra des bacteries pathogènes ou plus de 20,000 bacteries par centimètre cube, une enquête sera faite sur l'établissement qui l'a vendu, sur la vacherie qui l'a produit ainsi que sur tous les intermédiaires qui ont pu le manipuler.

Est chargée de cette enquête une Commission composée : 1° du vétérinaire de la Commission sanitaire de la circonscription intéressée ; 2° du vétérinaire chef du service départemental ; 3° de l'Inspecteur du service départemental de la médecine publique et de l'assistance gratuite.

Cette commission déterminera les conditions à remplir pour faire disparaître les causes de la souillure constatée.

Des procès-verbaux pourront être dressés contre les producteurs qui n'exécuteraient pas les mesures prescrites par l'Administration ou contre les intermédiaires auteurs de la souillure.

Art. 17. — Les préposés à la surveillance des laits pourront en tout temps pénétrer dans les vacheries, laiteries, débits de lait et généralement tous les locaux annexes où le lait peut être enmagasiné pour les visiter et pour prélever les échantillons qui pourraient être nécessaires.

Art. 18. — Toute personne transportant du lait pour la vente ou mettant du lait en vente devra déclarer aux agents la provenance de ce lait, faute de quoi elle sera seule responsable des contraventions qui pourraient être constatées.

Art 19. — Il sera prélevé pour échantillons, dans les laiteries annexées aux vacheries et dans les débits de lait trois flacons chacun de la contenance de 1/2 litre ; l'un deux sera immédiatement examiné, l'autre sera conservé pour une contre-expertise s'il y a lieu et le troisième sera remis à l'intéressé.

Art. 20. — Les transporteurs de lait seront conduits à l'établissement chargé de faire l'examen, il sera prélevé un échantillon suffisant pour examiner le lait par les méthodes de Winther et de Gerber, ainsi que pour l'examen bactériologique. Les transporteurs attendront les résultats de l'examen.

La cryoscopie et le dosage du beurre seront effectués sans délai.

Si le lait est reconnu bon, liberté sera rendu au transporteur.

Si le lait est reconnu mouillé, procès-verbal sera dressé et le lait sera saisi et livré aux établissements charitables qui ne pourront le distribuer qu'après l'avoir fait bouillir.

Si le lait présente la souillure bactériologique indiquée à l'article 16, il sera procédé à l'enquête prescrite par cet article.

Art. 21. — S'il est reconnu que le lait ne contient pas la quantité de beurre prévue à l'article 10, les agents exigeront que le lait soit mis immédiatement dans des récipients portant la mention indiquée à l'article 14.

Dans les trois jours qui suivront cette constatation, ils se rendront à la vacherie qui aura fourni le lait incriminé, ils assisteront à la traite et prélèveront sur l'ensemble du lait recueilli de nouveaux échantillons qui seront immédiatement examinés.

Si ce contrôle prouve que le lait est naturellement pauvre, il sera prescrit de le vendre comme lait écrémé.

S'il est établi par l'examen de contrôle que le lait a été écrémé, procès-verbal sera dressé contre le transporteur, ou le producteur ou contre les deux à la fois.

Art. 22. — Si l'agent chargé de l'examen des laits le juge nécessaire, ou si le débiteur ou le producteur du lait incriminé le réclame, il sera procédé à une analyse complète. Les échantillons nécessaires seront immédiatement prélevés. Il sera fait application des articles 20 et 21 du présent arrêté, sans préjudice des poursuites qui pourraient être intentées à la suite de l'analyse.

Art. 23. — L'addition au lait de toute substance étrangère, sous quelque prétexte que ce soit, est formellement interdite.

Si la présence d'une substance étrangère est constatée, procès-verbal sera dressé ; le lait sera saisi et livré aux établissements charitables s'il peut être consommé ; au cas contraire, il sera dénaturé et jeté.

Art. 24. — Les laits cuits, pasteurisés ou stérilisés devront être désignés comme tels dans le commerce.

Art. 25. — Dans les villes pourvues de bureaux d'hygiène, par application de la loi du 15 février 1902, dans les villes qui, sans y être astreintes par la loi, auront organisé des services spéciaux d'hygiène, l'examen des laits sera fait par ces bureaux ou par ces services.

Dans les autres communes, les échantillons de lait seront, le cas échéant transmis au centre d'examen le plus voisin.

Art. 26. — MM. les sous-préfets, maires, sont chargés, chacun en ce qui le concerne, de l'exécution du présent arrêté.

Fait à Nice, le 18 mars 1907.

Le Préfet des Alpes-Maritimes,

Signé : A. DE JOLY.

Arrêté pris par M. le Préfet des Alpes-Maritimes pour assurer la prophylaxie de la tuberculose bovine.

Sur l'avis du Conseil départemental d'hygiène et à la suite du rapport de M. Scoffié, vétérinaire-délégué, chef du service sanitaire, le préfet des Alpes-Maritimes, soucieux de favoriser la production du bon lait et d'assurer la prophylaxie de la tuberculose bovine, a pris un second arrêté qui présente pour notre région un puissant intérêt :

Le Préfet des Alpes-Maritimes,

Considérant que la consommation du lait en nature prend une extension toujours croissante, surtout dans les villes et les stations climatériques du département ;

Considérant que la tuberculose bovine, transmissible à l'homme par le lait, est malheureusement très répandue dans les vacheries où les vaches laitières sont soumises à des conditions déplorables d'hygiène ;

Considérant que le lait souillé pendant la traite et les manipulations ou provenant de vaches souffrantes et malades est un aliment dangereux pour les consommateurs, particulièrement chez les enfants, les convalescents et les malades ;

Considérant que l'autorité publique a le devoir de favoriser la production du lait de bonne qualité et de lutter contre la propagation de la tuberculose bovine ;

ARRÊTE :

Article premier. — Tout vacher, laitier, nourrisseur, etc., vendant du lait destiné à la consommation publique, qui voudra soumettre des animaux d'espèce bovine à l'épreuve de la tuberculine et laisser inspecter son établissement pour obtenir de notre Administration une attestation constatant que ses vaches sont indemnes de tuberculose et que sa vacherie est installée suivant les principes d'une hygiène convenable, devra nous en faire la demande par l'intermédiaire du maire de la commune où se trouve l'étable ou la vacherie. Elle devra faire mention du nom, domicile exactement spécifié du requérant, du nombre de bovidés à tuberculiner, des noms et domicile du vétérinaire qui procèdera à la tuberculinisation et du jour de l'épreuve.

Art. 2. — L'épreuve de la tuberculine sera pratiquée aux frais du propriétaire par le vétérinaire de ce dernier, sous le contrôle du chef du service sanitaire du département. Le vétérinaire opérateur délivrera, en double exemplaire, un certificat faisant connaître le résultat de ses opérations et son avis sur l'agencement de la vacherie, d'après le modèle annexé au présent arrêté. Ce certificat nous sera immédiatement adressé.

Art. 3. — Les vachers laitiers, nourrisseurs, etc., dont les bovidés auront été reconnus non tuberculeux par l'épreuve de la tuberculine et dont les vacheries seront convenablement agencées, recevront de notre Administration une attestation certifiant que leurs étables sont indemnes de tuberculose et soumises au contrôle du service vétérinaire départemental. Ils seront autorisés à se prévaloir de cette attestation en la reproduisant sur l'enseigne de leurs vacheries, les avis commerciaux, leurs voitures et sur les ustensiles servant au transport et à la vente du lait.

Art. 4. — L'obtention de l'attestation ci-dessus mentionnée sera subordonnée à l'accomplissement des conditions suivantes :

1° Tous les bovidés de l'étable ou de la vacherie auront subi sans réagir (réaction ne dépassant pas 0,8) l'épreuve de la tuberculine et seront reconnus indemnes de tuberculose.

2° L'engagement par écrit du laitier, vacher, nourrisseur, etc., de ne vendre que du lait provenant de sa vacherie et de ne pas modifier son établissement sans autorisation préalable. Cette pièce sera adressée au préfet en même temps que la demande de tuberculinisation.

3° Les animaux qui n'auront pas réagi à la tuberculine seront marqués à l'oreille gauche au moyen d'un double disque métallique portant d'un côté les mots « Service vétérinaire des Alpes-Maritimes », de l'autre côté un numéro d'ordre.

La marque sera pratiquée aux frais du propriétaire en présence du chef de service sanitaire du département.

4° La vacherie doit être construite et aménagée suivant les prescriptions dont l'énumération figure en note du présent arrêté.

5° La mulsion et la distribution du lait devront être effectuées avec la plus grande propreté dans des récipients parfaitement nettoyés à l'eau bouillante, après lavage complet des mamelles, des trayons et des mains du trayeur, lequel devra être sain et propre. Les linges employés à filtrer le lait doivent être tenus très propres et lavés à l'eau bouillante.

Art. 5. — Les laitiers, vachers, nourrisseurs, etc., qui auront reçu de notre Administration l'attestation énoncée à l'article 3, seront tenus, sous peine de déchéance, de déclarer dans les 24 heures, au maire de leur commune, les animaux de l'espèce bovine nouvellement achetés. Cette déclaration sera transmise d'urgence par le maire au préfet. Les animaux ainsi achetés ou de provenance étrangère à la vacherie ne pourront être introduits dans l'étable qu'après avoir subi sans réagir l'épreuve de la tuberculine et avoir été marqués conformément aux prescriptions des articles 2 et 4.

Art. 6. — L'attestation ne sera valable que pour une année au bout de laquelle les animaux seront soumis de nouveau à l'épreuve de la tuberculine. S'ils sont reconnus indemnes, il leur sera délivré une nouvelle attestation sur la production par le vétérinaire opérateur du certificat établi dans la forme et les conditions stipulées à l'article 2. Si les animaux n'ayant pas réagi à la première épreuve, montrent la réaction spécifique, ils devront être immédiatement isolés et la vacherie désinfectée, conformément aux prescriptions de l'arrêté ministériel du 1er avril 1898.

L'attestation ne sera renouvelée qu'après que le propriétaire se sera débarrassé des bovidés dénoncés par la tuberculine et que les étables auront été désinfectées.

Art. 7. — L'attestation mentionnée dans l'article 2 sera immédiatement retirée :

1° Si toutes les prescriptions du présent arrêté ne sont pas rigoureusement observées.

2° Si avant l'expiration du délai d'un an, il a été reconnu qu'un animal de l'étable est atteint de tuberculose ou de toute autre maladie contagieuse, à moins que ledit animal n'ait été immédiatement sorti de l'étable et séquestré et que les locaux aient été désinfectés conformément aux prescriptions édictées par la législation sanitaire, et en cas de tuberculose que tous les animaux de la vacherie aient subi sans réagir l'épreuve de la tuberculine et soient reconnus indemnes de tuberculose.

3° Si dans le même laps de temps, la présence du bacille tuberculeux a été constatée dans le lait vendu par le propriétaire des vaches qui avaient été reconnues saines à l'épreuve de la tuberculine.

Art. 8. — M. le Secrétaire général de la Préfecture, MM. les sous-préfets, maires, vétérinaire-délégué chef du service sanitaire et vétérinaires sanitaires sont chargés, chacun en ce qui le concerne, de l'exécution du présent arrêté.

A cet arrêté fait suite la note suivante, sur la construction et l'aménagement des vacheries.

Note sur la construction et l'aménagement des vacheries.

Etables. — L'étable devra avoir des dimensions telles que chaque vache ait à sa disposition un cube d'air d'au moins 25 mètres cubes et un espace de 1m45 en largeur sur 3m20 en longueur; sa hauteur minimum sera de 2m80. On devra en outre ménager derrière chaque rangée de vaches une allée de service ayant au moins 1m30 de largeur. Le sol de l'étable sera rendu imperméable et disposé en pente pour le facile écoulement des liquides à la canalisation souterraine ou dans une fosse située à l'extérieur.

Les murs de l'étable seront cimentés à l'intérieur jusqu'à la hauteur de 1m75 au dessus du sol et blanchis ainsi que le plafond, au moins une fois par an, au mois de mai. Les portes et les chassis vitrés seront établis en nombre suffisant pour assurer un bon éclairage et des cheminées d'aération ayant au moins 25 centimètres de côté seront aménagées dans l'étable (une cheminée par six vaches), les angles en seront arrondis. L'étable sera maintenue dans un parfait état de propreté, les fumiers seront enlevés tous les jours, les litières seront renouvelées après balayage du sol.

Laiterie. — Chaque vacherie comportera un local spécialement affecté à la laiterie. Ce local n'aura aucune communication directe soit avec l'étable, soit avec aucune pièce de l'habitation. Le sol de la laiterie sera imperméable et disposé en pente, les murs seront pourvus d'un revêtement imperméable (marbre, verre, céramique, etc.), jusqu'à la hauteur de 1m75 au dessus du sol. L'éclairage sera assuré par de larges chassis vitrés et la ventilation par des cheminées d'appel s'élevant au dessus du toit et mesurant au moins 0m25 de côté.

Les tables, consoles, rayons, etc , seront établis en matériaux imperméables.

Nous ne croyons pas que l'autorité municipale outrepasserait les droits, à elle conférés par les lois de 1884 et de 1902 en réglementant sur le territoire de sa commune la production et la vente du lait. Ne serait-ce pas assez de la perspective de la possibilité de sauver quelques frêles vies pour donner la volonté que rien n'arrête ! Et quelle satisfaction d'apprendre plus tard que la mortalité infantile a baissé ! C'est la plus belle récompense que l'on puisse envier.

Natura non fecit saltus, a dit justement Lucrèce ; une telle réglementation n'ira pas, à coup sûr, sans heurts ; aussi, quoi de plus facile que d'agir dans une moindre sphère. Que l'on oblige d'abord les fournisseurs des hôpitaux, lycées, hospices, etc., à ne donner que du lait de vaches n'ayant pas réagi à la tuberculine. Une simple clause dans les cahiers des charges suffirait. Plus tard, l'habitude aidant, il sera sûrement possible de réglementer ce commerce non seulement dans la commune mais encore dans le département et ce sera du beau travail.

Il importe de remarquer que ce nouveau contrôle n'impliquerait nullement la suppression de celui existant actuellement. Bien au contraire, les 2 contrôles se complètent en se prêtant un mutuel concours. L'un est d'ordre vétérinaire, l'autre exclusivement de police et d'analyse.

Ce serait une grossière erreur que de croire que l'état sanitaire du troupeau manceau ne nécessite par des mesures analogues. Le tableau suivant relatant le pourcentage de la tuberculose montre d'une façon évidente le lourd tribut que les vaches paient à la maladie. De plus, notre enquête personnelle nous a appris que tous ces animaux, avant d'être sacrifiés, fournissaient du lait pour la consommation urbaine.

VILLE DU MANS (Abattoir).

ANNÉES	POURCENTAGE DE LA TUBERCULOSE			
	TAUREAUX	BŒUFS	VACHES	TOTAUX
1901	»	»	0 61	0 44
1902.........	»	0 28	0 69	0 55
1903	0 26	0 08	1 07	0 81
1904.........	»	0 10	0 58	0 44
1905.........	0 94	0 09	1 92	1 53
1906.........	»	»	2 09	1 42
1907.........	0 56	0 15	2 42	1 76
1908.........	»	0 16	1 44	1 02
1909.........	0 96	0 45	2 21	1 75
1910.........	0 46	»	1 43	1 05
1911.........	»	0 15	0 79	0 59
1912.........	»	0 93	1 21	1 04
1913.........	0 65	0 46	4 04	2 50

CHAPITRE X

ETABLISSEMENTS CLASSÉS

L'an passé, nous signalions à l'autorité compétente, l'inobservation de l'article 63 de la loi du 21 juin 1898, concernant les clos d'équarrissage. Notre très modeste et très obscur avertissement fut écouté le jour où le Préfet, après un vote du Conseil d'Hygiène, conséquence d'un rapport magistral de M. Barbier, chef des Services des Epizooties, mit en demeure toutes les municipalités du département de faire assurer l'inspection de ces établissements à dater du 1er août 1913. La ville du Mans, reconnaissons le, fut une des premières à organiser ce nouveau service. Sa tache fut d'autant plus facile qu'elle se trouva en présence d'industriels intelligents, comprenant l'utilité d'une telle mesure.

Chargé d'assurer l'inspection des établissements de la Duboisière et du Tertre Rouge, situés sur le territoire de la commune, nous avons effectué inopinément le nombre des visites fixées. Cette façon d'agir nous a permis d'exercer une surveillance plus efficace. Dans nos inspections, nous avons surtout recherché si les prescriptions de l'arrêté d'ouverture étaient observées, si les viandes équarries n'étaient pas livrées à la consommation de l'homme ou des animaux, si les viandes saisies à l'abattoir étaient réellement détruites et si enfin ces établissements ne constituaient pas un danger de contagion pour le voisinage. Au fur et à mesure, nos observations ont été consignées dans des rapports adressés à la Préfecture. Mais, d'une façon générale, nous avons été satisfaits. Cela ne veut pas dire que cette inspection est un luxe. Nous trouvons au contraire qu'elle est nécessaire mais pas suffisante. Ce n'est pas 15 visites qu'il faudrait effectuer, mais bien 24. Malgré tout, nous croyons avoir fait œuvre utile, car dans nos conseils et dans nos avertissements nous n'avons eu en vue que l'intérêt de l'hygiène publique.

Si notre discrétion nous interdit de publier le nombre d'animaux équarris dans les deux usines, elle ne nous défend pas de faire connaître les maladies contagieuses constatées tant de visu que sur le livre d'inscription. Ah ! ce registre ! Quel poème ! Quels diagsnótics ? Mais n'en disons pas de mal, il a sûrement permis de découvrir plus d'un foyer d'infection.

Maladies contagieuses constatées dans les Clos d'Equarrissage depuis le 1er août 1913.

	Vaches
Tuberculose	3
Fièvre aphteuse	6
Charbon	1
Total	10

Les clos d'équarrissage ne sont pas les seuls établissements soumis à la surveillance administrative. Il en existe une foule d'autres, mais nous estimons devoir borner notre énumération à ceux pouvant se rattacher au service sanitaire municipal et pour lesquels un vétérinaire de par ses fonctions serait un inspecteur d'une utilité indéniable.

De cet ordre sont :

1° Les vacheries dans les villes de plus de 5.000 habitants, 3me classe : 14 janvier 1815 (odeur, écoulement des urines.)

2° Les laiteries en grand dans les villes, (2me classe : 31 décembre 1866 (odeur).

3° Les porcheries comprenant plus de 6 animaux ayant cessé d'être allaités, 2me classe : 15 mars 1890 (odeur et bruit.)

4° Les fourrières des chiens, 2me classe ; 22 décembre 1900 (odeur et bruit).

Combien, en ville, de vacheries sont construites selon les règles de l'hygiène? Il est fort à craindre que le propriétaire considère comme un luxe l'imperméabilité du sol et l'écoulement des purins dans une fosse étanche. Il est, en effet, plus économique de laisser polluer la nappe d'eau souterraine ou de déverser ces liquides dans les caniveaux de la voie publique et d'infecter tout le voisinage.

Que d'imperfections ne décèlera pas la surveillance des laiteries. Ce sont dans ces établissements mal tenus, aux murs d'une propreté douteuse que le lait peut tout aussi bien qu'à l'étable se souiller. Or, il ne faut pas oublier le lourd tribut payé dans ces conditions à la dysenterie par les nourrissons. « Et c'est principalement sur les enfants pauvres que porte cette mortalité, les riches pouvant mieux se défendre en conservant plus facilement à l'enfant le lait de sa mère. » (Macé et Imbeaux.)

Nous étendrons-nous sur les inconvénients inhérents aux mauvaises installations des porcheries et des fourrières? Ce serait broder sur un thème facile. La critique est aisée, mais l'art est difficile. Oui, mais en l'espèce, un tout petit arrêté, tout court, et la face... des choses en serait changée.

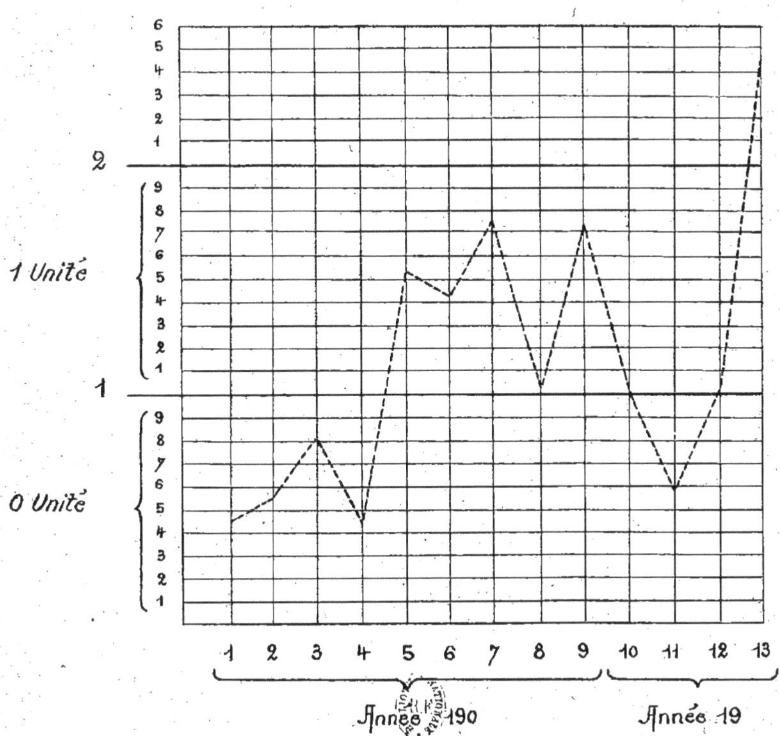

Pourcentage de la tuberculose.

CONCLUSION

Dans ces quelques chapitres, notre dessein a été de faire un peu mieux connaître notre service aux responsabilités écrasantes, de montrer ce qu'il est, ce qu'il devrait être, d'indiquer les moyens de le perfectionner et de faire ressortir les garanties que malgré certaines lacunes il offre à la population.

Sans vanité aucune, nous pouvons affirmer que la santé publique est protégée conformément aux dispositions de la législation actuelle.

Il nous a été parfois pénible d'écrire certains passages. Mais la vérité nous le commandait et nous ne voulions pas l'étouffer. Nous avouons aussi que souvent, à nos oreilles, ont bourdonné les paroles du poète : « *Animus meminisse horret* » (Virgile).

ADDENDA

Le *Recueil des Actes Administratifs* de la Préfecture de la Sarthe, bulletin n° 1, page 11, année 1914, annonce la création, par arrêté préfectoral, du contrôle sanitaire de la production hygiénique du lait.

Nous devons cette prévoyante mesure à l'inlassable dévouement de M. Barbier à la cause de l'hygiène et de la santé publique. Et c'est pour nous une inestimable satisfaction de constater que, sans le savoir, nous étions en cette matière, en communion d'idées avec le Chef des Services des Epizooties.

Quoique légèrement différente de la réglementation que nous avons citée, celle de la Sarthe, que, malheureusement nous ne pouvons reproduire, notre brochure étant tirée, tend aux mêmes résultats. Il est toutefois à regretter que ces mesures ne soient pas obligatoires. Mais elles ne peuvent l'être, car si elles l'étaient, elles seraient illégales.

TABLE DES MATIÈRES

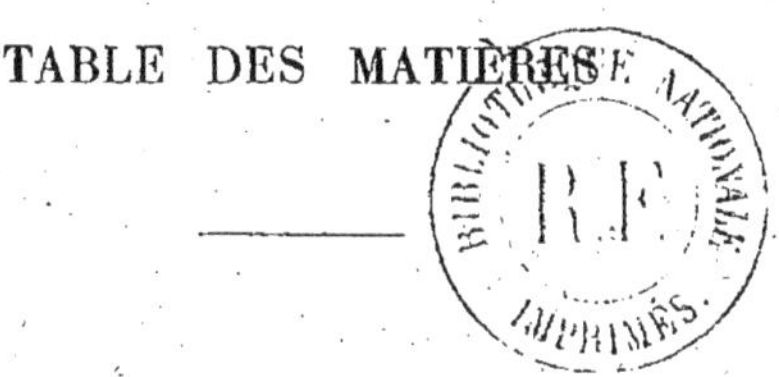

Liste des différents tableaux.

Encartages.

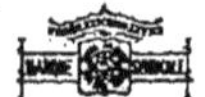

Le Mans. — Association ouvrière, 5, rue du Porc-Epic.

www.ingramcontent.com/pod-product-compliance
Ingram Content Group UK Ltd.
Pitfield, Milton Keynes, MK11 3LW, UK
UKHW022118190726
13855UKWH00003B/931